メンタルヘルス・ライブラリー 35

ボケを活きるとは
── 精神科医の加齢体験と認知症ケア論

● 久場政博 著

批評社

＊装幀──臼井新太郎

はじめに

　人はみな、自分専用の「とき」列車にのって「いま・ここ」に一時停車しながら、人生を旅しています。私は太平洋戦争勃発直後外地でおぎゃあと産声をあげ、終戦後引き揚げて東京に住み、児童青年期を過ごしました。当時はまだ、親のひく機関車に庇護されながら、自分専用「とき」列車を育てられました。

　成人になって親もとから離れ、最初に停車したのは、大学および精神科医局時代の仙台です。以後、自分専用の「とき」列車は、さまざまな分岐点をとおりながら運行しています。

　精神科医としての前半は、主として統合失調症の方々が長期に在院している現状を改善しようと奔走し、その方法論をめぐって、上山、金沢、沖縄県八重山群島などに停車しました。

　腰をおちつけて診療ができるようになったのは昭和51年秋田に「とき」列車をとめ、移り住んでからです。昭和57年から県南部角館の病院に赴任し、その後18年間、統合失調症者を社会復帰させ地域で支えることができるよう、心を砕きました。

　もっとも、その時代であっても社会は高齢化の波がおしよせ、認知症の方を診る機会もふえていました。地域の住民からも、「認知症とはどういうこと、介護はどうすればよいの」との要望が多くなり、くり返し話をしました。精神科医の後半は、認知症の診療が大きな部分をしめるようになったのです。

　職業人としての「とき」列車を記しましたが、個人生活では、結婚し、

子供をもうけ、子が巣立ち、気がついたら古希をこえる齢になっていました。これは、自分専用の「とき」列車自身も年数を重ね、いつのまにかがたがたになっているということです。

　高齢になるとは、列車を引っぱる機関車、それに連結している車両に耐用年数の劣化が生じてくることです。人としてみれば心身機能低下（昔流にいえばボケ）といえます。

　この心身機能低下には、2つの原因があります。一つはいまのべたように加齢による心身機能の低下、もう一つは脳疾患による心身機能の低下です。前者を「普通ボケ」、後者を「病的ボケ」と、この本では称します。病的ボケは認知症と同じ意味に考えてかまいません。同時に、高齢になると持病の悪化、ないしは重症身体疾患なども出現しやすくなります。

　21世紀にはいって、日本は急速に超高齢化社会にむかっていますが、認知症をどのようにとらえたらよいか、ますます重要性をおびています。認知症をいかに治療するか、いかに介護するか、医学・看護および介護・福祉分野での研究が活発におこなわれています。

　本書では、私自身が普通ボケの状態を体験しているなかで、「普通ボケ」と「病的ボケ」、「認知症の医療と介護」の話をします。

　それには、これまでの心身機能低下論を活用して説明すればよいのですが、この20年ちかくの臨床経験や自分自身の体験から、腑に落ちない点の多々あることに気がつきました。「もの忘れ」「ど忘れ」「もの探し」は記憶の低下として簡単にくくられていますが、一概にそれでよいものなのか。

　認知症の方々があらわす行動・精神症状は薬でしか治療できないものか、心のなかは空虚でとらえどころのないものかなど、従来の治療・介護観に疑問をもつようになりました。認知症として「いま・ここ」に停車している各個人の「とき列車」を、安心してゆっくり静養させる手立てはないものか、といろいろ悩みました。

　そして、既成の心身機能低下論を括弧にいれ、普通ボケの体験と病的ボケの臨床経験からえられた仮説をつかって検証すると理解しやすくなるの

ではないか、とおもうようになったのです。

　普通ボケないしは病的ボケの方々が毎日を過ごしている「いま・ここ」の生活とはなんだろうか、と考えました。記憶を脳内にしまわれている過去の遺産として静的にとらえるだけでよいものか、「いま・ここ」を瞬時に判断し活動をうながしている認知機能とはなんだろうか、について独自の説を試みました。

　ただ、仮説をたてたからといって、これまでの認知症の医療と介護を否定するつもりは毛頭ありません。極端な論として、ボケは予防できる、認知症はこうすれば治る、ということを主張するものでもありません。

　普通ボケにどう対処したらよいか、病的ボケにどう向きあったらよいか、日常の心がまえについてヒントを呈示できればとおもっています。高齢期の、その予備軍の読者にとって「いま・ここ」をどのように過ごしたらよいのか、ものべたいとおもいます。

　書名から「ボケ」の用語をつかいましたが、これはわたしたちの年代において、小さいときから現在まで自然につかわれていた言葉でした。それが「呆(ぼ)け」の漢字を当てているため差別的な意味があり、使用が憚(はばか)れるようになっています。「ぼけ」の漢字に「呆け」を当てることによって、本来の「ぼけ」の意味に微妙な差違が生じたと考えます。その経緯についても文中で詳述し、混乱を避けるため、平仮名ではなく片仮名「ボケ」にしました。「ボケ」について、ご苦労なさっている読者の、一助となれば幸いです。

縄文土偶

ボケを活きるとは
―― 精神科医の加齢体験と認知症ケア論

MHL 35

目 次

index

はじめに ────────────────────────────── 3

第1章
毎日の「いま・ここ」────────────────── 13

1 ●「いま・ここ」の生活 ──────── 14
　（1）「いま・ここ」とは……… 14
　（2）生活とは「作業」……… 17
　　　「作業」とは・17
　　　夕食の後片付け・18
　　　　ⅰ）開始⇒実行（前作業）・19
　　　　ⅱ）実行（本作業）・19
　　　　ⅲ）実行（後作業）⇒終了・20
　　　微積分および遍在としての「作業」・21

2 ●作業のコントロールは ──────── 22
　（1）それは「モニター司令室」……… 22
　　　モニター司令室の点検3能力・23
　　　点検3能力の背景・25
　　　モニター司令室の作業目標達成機能・26
　（2）モニター司令室を支える「脳と身体」……… 27
　　　全身センサーと脳内モニター・27
　　　認知システムと情動システム・30

3 ●「いま・ここ」に活きるため ──────── 33
　（1）記憶が基礎……… 33
　　　記憶の定義と時間過程・33
　　　体験の既知・未知を照合・35
　（2）「いま・ここ」と「記憶素キー」……… 37
　　　記憶素キーについて・38
　　　モニター司令室と記憶素キー・40

4 ● モニター司令室は「心（こころ）」の入口 ―――― 41
「過誤調整」と思考・42
「心（こころ）」とモニター司令室・43

第2章
普通ボケの素顔 ―――――――――――― 47

1 ● 普通ボケはどこで ―――― 48
一日いたるところ・48

2 ● 普通ボケのさまざま ―――― 52
(1)「もの忘れ」はモグラ叩き……… 52
「もの忘れ」のタイプ・53
　ⓌA)実行時「忘れていた」もしくは「忘れてきた」ことに気づく・53
　ⓌB)実行時「憶えているはず」のものが再生できない・54
　ⓌC)「ひらめき」が走り忘れていたことに気づく・54
「もの忘れ」のメカニズム・55

(2)「ど忘れ」と「もの探し」……… 57
「ど忘れ」と「もの探し」のタイプ・57
　ⓓA)「直前および直後」のことを忘れたと不安になる・57
　ⓓB)「直前までの確信」ができない・58
　ⓢC)「目の前のもの」が消えてあれこれ詮索する・58
「ど忘れ」と「もの探し」のメカニズム・60

(3)「間違い」と「身体機能低下」……… 61
「間違い」と「身体機能低下」のタイプ・62
　ⓜA)主に見る(読む)聞く言う・62
　ⓜB)主に手(書く)の動き・63
　ⓚC)身体機能低下・63
「間違い」と「身体機能低下」のメカニズム・65

3 ● 普通ボケ対処のヒント ―――― 66
合目的性作業を慎重に・67
浮動性作業の活性化・69
その他の対処法・70
心身機能低下からみた普通ボケ・72

第3章
病的ボケの現実 —————————————————— 75

1 ●医学の対象です ————————— 76
（1）疾患としての病的ボケ………76
病的ボケの診断基準・76
認知症の四大疾患・77
（2）症状は心身全体に………79
中核症状の基本3項目・79
中核症状の計算問題・81
行動・精神症状・82
認知症の身体症状・83

2 ●中核症状は必須 ————————— 84
S家の状況・84
初秋の頃・84

3 ●精神症状は多彩 ————————— 89
（1）妄想と幻覚は身近で………89
S家の状況・89
厳冬のある日・89
（2）別の世界に………93
S家の状況・93
晩秋の頃・93
（3）ぼんやりもくどい訴えも症状………97
S家の状況・97
盛夏のある日・98

4 ●行動異常は状況に左右 ————————— 101
（1）どうしてそんなことを………102
梅雨のある日・102
（2）当人も周囲も困惑………106
S家の状況・106
早春の頃・107

5 ● 病的ボケを「いま・ここ」でとらえると ─────── 110
- 行動・精神症状の輪郭・111
- 病的ボケと普通ボケの比較・111
- 「いま・ここ」体験での比較・112
- 心身機能低下としての病的ボケ・115

第4章
認知症の医療と介護
117

1 ● 医療と介護 ─────── 118
- 臨床医学的アプローチ・118
- 行動・精神症状の病理・119
- 認知症の介護・120

2 ● 進行性認知症の診断は慎重に ─────── 121
- 認知症か否かの鑑別診断・121
- 治りうる認知症・122
- 認知症病期の枠組み・123
  - ⅰ）初期の指標・124
  - ⅱ）中期の指標・125
  - ⅲ）後期の指標・126

3 ● 認知症初期の医療と介護 ─────── 127
- 本人と介護者の悩み・128
- 初期の治療・131
- 初期の介護・132

4 ● 認知症中期の医療と介護 ─────── 134
- （1）穏和を心がける ── 中期の医療 ……… 134
  - 中期の治療・134
  - 支える場はどこで・137
  - 医療と介護の連携・139
- （2）喜と楽でつつむ ── 中期の介護 ……… 140
  - 「いま・ここ」の安心と安全・141

「いま・ここ」の喜びと楽しみ・142
　　　語りを傾聴・144
5 ● 認知症後期の医療と介護 ──── 146
　　　後期前半の医療と介護・146
　　　後期後半の医療と介護・148
　　　終末期の延命処置・150

第5章
高齢期を生き活き ──── 153

1 ● ボケは「呆け」でしょうか ──── 154
　　　痴呆から認知症に・154
　　　ボケと「呆け」の混交・155
　　　ボケに適切な漢字は・157
2 ● 人の生を顧みると ──── 159
　　　生まれ活きるとは・159
　　　病と災難・160
　　　老いとは・161
　　　死とは・163
3 ● 高齢期と仲よく ──── 166
　　　普通ボケの影と光・166
　　　老いを磨く・167
　　　老いに惚れる・170

おわりに ──── 173

　　参考文献・176

第1章
毎日の「いま・ここ」

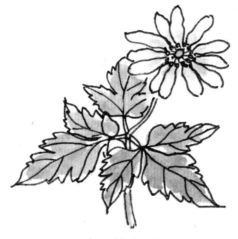

キクザキイチゲ

1 ●「いま・ここ」の生活

(1)「いま・ここ」とは

　普通ボケと病的ボケの本論にはいる前に、毎日生活している「いま・ここ」とはどういうことか、考えてみたいとおもいます。

　常識的に「いま・ここ」とは、私がいま平成27年1月15日午後7時35分40秒の時間に、自宅書斎でパソコンにむかって原稿を書いている場所としてよいでしょう。

　ここ2～3日大雪が降り、屋外からは排雪準備として、煌々(こうこう)とライトをつけたブルドーザーが、丁内角に路地の雪をあつめています。前進後退をくり返しながら動きまわっている、グォグォー、ブゥブゥ、ピーッ、ピーッの音が聞こえます。パソコンでこれらのことを打ち込み表現を訂正しているうちに、外のブルドーザーの音はやみました。すでに20分経過しています。すくなくともスタート時の「いま」は、もはや過去になっているわけです。

　「いま」時間は、止まってくれません。ひたすら前進、1秒、1時間、1カ月と、すすんでいくのみです。

　この「いま」現在という時間を物理学的に考えますと、パソコンを打つ1秒、いや1秒の十分の一、百分の一、千分の一といくらでも細分化できますが、それは自分にとって実感できません。

　それにくらべて「ここ」は、ある仕事やなにかの活動をしているとき、その場所にとどまったままといえます。ただ、「いま」自分がおこなっている活動内容によっては、「ここ」場所の範囲をひろげてよいかもしれません。

　スーパーで買い物をしているときは店内をうろうろしており、一カ所にとどまっている時間はせいぜい1～2分です。「ここ」は厳密には動いているわけですが、買い物しているスーパーの店を「ここ」とすれば、一定時間あ

る範囲の場所での活動を、「いま・ここ」と呼んでもかまわないでしょう。

さらに、「いま・ここ」を時代や地域社会までひろげて考えることもできます。例として秋田県の現状をあげますと、グローバル化しつつある農業をどう転換するか、人口減少超高齢化にどう対処するか、がみえてきます。

「いま・ここ」は、見方によっては融通無碍（むげ）に縮んだり拡がったりできるのです。このようにとらえると、個々人が身をもって接する「いま・ここ」とは、物理学的現在時や地理学的同一地点を意味しているのではない、といえます。

本書では、前述の「ある活動をしている範囲の時間と場所」を「いま・ここ」と定義しておきます。つまり、その活動は「毎日の日常生活」といってよいでしょう。

ところで、「いま・ここ」の時・空間はなにによって成立しているのでしょうか。自分自身が「いま・ここ」にいなければ、「いま・ここ」は体験できません。しかし、自分自身が「いま・ここ」でもありません。

「いま・ここ」には、目で見、耳で聞き、肌で感ずる「生身の自分」がいます。周囲には自分以外のもの、それを「外的世界」としますが、それもあります。

すなわち、この2つが「いま・ここ」の構成要素です。「生身の自分」については次節から詳しく説明します。

外的世界について話すと、これは自分以外のすべてのものといえます。先ほど、外からブルドーザーの音が聞こえましたが、それらは外的世界です。目の前のパソコン、机、窓からみえる夜の雪景色など、外的世界です。

この外的世界はおおよそ、人為的環境、自然環境、人間関係の3つにわけられるとおもいます。

人為的環境とは、人間が手を加えてつくったものすべてです。小は、鉛筆、消しゴムから、大は、道路、車、橋、高層建築…です。

自然環境とは、有史以前から存在する動植物や鉱物、景観（山・川・草・木…）、気象（四季・晴れ・雪…）などです。

図1-1 「いま・ここ」の状況

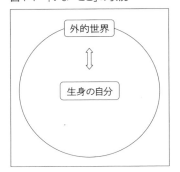

この他、人間関係も外的世界を構成している、としてよいでしょう。対人関係として、家族・隣人・職場…、地域社会文化として、農山村・漁村・都会、慣習・行事・規則…などです。

外的世界は数多くの内容でできているといえます。

そして、「生身の自分」が周囲の「外的世界」につつまれつつ、さまざまな方法で交流している状況、それが「いま・ここ」である、といいかえることができます（図1-1）。私は「いま・ここ」でのみ、周囲の事象にかこまれながら、「生身の自分」として生きている、生活しているということです。

「いま」から遡（さかのぼ）り、1カ月前、1年前、10年前、当時「生身の自分」ではあったと推測できますが、「いま・ここ」の「生身の自分」とは異なり、過去であり幻影のかなたにあります。遡れば遡るほど、「生身の自分」は年齢的に若返ります。

こんどは「いま」から、1カ月後、1年後、5年後を想像しますと、高齢になった自分がおり、これは未だこぬ未来ゆえ予測不能です。

「生身の自分」は、時間経過によって、かわっているのです。

また、その時の「ここ」はすでに、「いま」現在の「ここ」ではありません。空間的（地理学的）に同一地点であっても事情は大きくかわっています。

具体的に「いま」いる町内地域は、大通りを下ると、全国チェーンの、スーパー、本屋、ファーストフード店などが、立錐（りっすい）の余地なく建ち並んでいます。

30数年前、秋田に引っ越して「ここ」に住みました。当時の地域は、遠くの小山までつづく田んぼでした。道路も途中で切れていました。自宅のある町内も、山の斜面を削った団地で、いたるところに造成中の区画土盛りがありました。

「外的世界」も時間のながれとともに、大きくかわっているのです。

どちらにしろ、自分が生き、生身の人間として毎日生活している、その時・空間の基点は「いま・ここ」現在の状況しかない、といえるでしょう。

(2) 生活とは「作業」

ここから、「いま・ここ」の実際について話したいとおもいます。「いま・ここ」は、毎日過ごしている日常生活と考えてよいといいましたが、では日常生活とはなにかと問いますと、これもごく常識的に「生命があって（生き）、なにかの活動をしている（活き）」こと、といえます。

「作業」とは

以後の論をすすめるにあたって、つぎの仮説をおきました。

身体や頭をつかって瞬間、瞬間、「いま・ここ」で自分自身が「なにかをしている」事柄を、「作業」と定義します。すると、日常生活のあらゆる活動は、「作業」で成り立っています。

朝起きて洗面し朝食をとる、職場で仕事をこなす、夕食の後片付けを手伝う、休日ぼんやり寝ころんでいるなどは、すべて「作業」です。

この「作業」の形態は、目的の有無によって2つにわけることができます（図1-2）。一つは、「ある目標をもち、計画をたてておこなうもの」であり、「開始があり終了」があります。これを「合目的

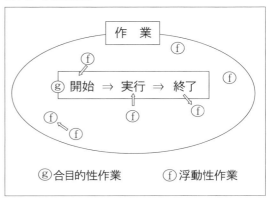

図1-2　作業の形態

性作業」とします。もう一つは、目的や意図もなく自然発生的に「ふっと湧いてくる思い、雑念、ひらめき、連想、アイデア、たわいない空想」です。スタートやゴールを設定する必要はなく、気がつけばあとかたもなく消えている作業です。これを「浮動性作業」とします。

合目的性作業を俎上にのせると、これは日常生活そのものといえるでしょう。家事であっても、勤務であっても、畑仕事であっても、スポーツであってもかまいません。労働、思索、趣味、遊びを問わず、です。

合目的性作業には特性として、開始があり終了があります。それを図式化すると、図1-2のⓖになります。この開始と終了は時間的区切りですが、かならずしも明確に決まっているわけではありません。合目的性作業の中心は図1-2ⓖの実行ですが、これには前作業（準備）→本作業→後作業（後始末）の3段階に区別できます。

一方、浮動性作業（図1-2のⓕ）は、目的も開始も終了もないわけですから、いつ、どのような形で出現してもよいものです。いまおこなわれている合目的性作業につづいて派生してもよいし、脈絡なく湧いてもよいし、湧いた想念同士がぶつかって新たに出てきてもよいでしょう。この浮動性作業は、集積したものをある指向のもとにまとめると、合目的性作業にかわります。

夕食の後片付け

普段の生活で2つの作業はどのようにおこなわれているのでしょうか。具体例として夕食の後片付けでみたいとおもいます。

夕食は、主食を白飯と味噌汁、主菜を魚のフライ、副菜に金平ゴボウとおひたし、缶ビール一本、デザートに果物グレープフルーツとします。時節は夏。

括弧付き番号が合目的性作業の順序、ⓖの番号はその内容です。「……」は事実経過や途中で挿入される雑多な出来事、ⓕのついた番号は「発声しない内言、独り言」で、浮動性作業にあたります。この例は後々にも使用

します。

i) 開始⇒実行（前作業）
　……午後6時40分ごろ夕食を終了し、後片付けをはじめました。
　ⓖ-1　食卓の食器を台所流し場へ
　各皿の残飯は一つの皿に、汁の残りも汁椀一つにまとめます。水洗いできるものはかさねます。油のついた食器はかさねず、別々にはこびます。フロアにこぼれないように、そっとはこびます。
　　　ⓕ-1　おっと、足下がふらつく。ちょっと酔ったか。転ばないようにゆっくり、と心の声。
　ⓖ-2　油ものはかさねず直接流し場に
　水洗いできる食器、ごはん粒のついた茶碗は、お湯をみたしたボウルにつけておきます。残飯は生ゴミ用ビニール小袋にいれました。
　……ふと、ポットにお湯がなかったことを思いだし、ヤカンに水をいれガスを点火。入浴準備として風呂場にゆき、蛇口をひねりお湯をためだしました。
　……ここまで5〜6分。小休止してテレビのニュースをみます。
　　　ⓕ-2　なになに、「子育て虐待、幼児2人餓死した」とは、なんともごい。急に孫の姿とかさなり、涙がでそうになる。
　……外でピーポ・ピーポのサイレン。救急車が大通りを過ぎてゆきます。
　　　ⓕ-3　さっき、パトカーのサイレンも鳴っていた。どこかで人身事故か。そういえば、この冬2月の凍った日に、パトカーが何台も走って行った。スリップ事故、つづけて2〜3台あったな。

ii) 実行（本作業）
　ボウルのごはん粒がふやかされたころを見計らい、流し場にもどります。
　ⓖ-3　洗剤で食器の汚れをおとします
　時間がたっているので、茶碗のごはん粒は簡単におちます。蛇口をひね

ってお湯をだし、食器についた洗剤を手のひらや指できれいに流しおとします。ごはん粒がまだついていれば、スポンジタワシをつかいます。

　ⓕ-4　そうだ、醬油差しの醬油が足りなくなっていた、洗い終わったら補充しよう。

……忘れないようにメモしておこうと、電話台よこのメモ用紙入れまで歩きだしました。

……と、ピンポン・ピンポーンとドアフォンがなり、インターフォンをとると宅配便です。認印をもって玄関にいき、荷物をうけとりました。ドアを開けたときむっとする熱気がはいりました。

　ⓕ-5　鼻歌がでる。低音で聞きとれないくらいのハミング。

ⓖ-4　洗った食器は水切りかごに

布巾で拭きはじめますが、食器を落とさないよう注意します。

……なにげなくテレビをみると、画面に「九州地方で7時7分地震がありました。津波の心配はありません…」のテロップがながれています。

……突然、トゥルルール、トゥルルールと電話の音。受話器を取ると関東在住の孫です。つい表情がほころびます。会話がおわって…

　ⓕ-6　う、うーん、ヤカンはどうなった、風呂はどうなった、すっかり忘れている。

……風呂場にゆき、浴槽が一杯になっていたので蛇口をしめ、浴槽に蓋をしました。これで風呂準備完了です。

ⅲ) 実行（後作業）⇒終了

　ⓖ-5　食器棚にいれる

所定の場所にそれぞれの食器、箸をしまいます。生ゴミのビニール小袋は、勝手口のゴミ出し用家庭ゴミ大袋へいれました。流し台が汚れていれば、流し台用布巾で拭きます。

　ⓕ-7　なんか歯がしみるな。グレープフルーツのためか。そろそろ歯科受診か。

食器用、流し台用、食卓テーブル用布巾をそれぞれ洗い、干します。沸いたヤカンのお湯をポットにいれ、手を洗い、換気扇を止め、台所の電灯を消します。
　……午後7時15分、約30分で夕食後片付け終了。急におなかがグルグル鳴りだし、トイレへ駆けこみました。
　……午後7時半ごろ入浴。風呂からあがって、
　　　ⓕ-8 「あれ、醬油差しに醬油いれるの忘れていた」と気がつき、台所で醬油差しに補充。

微積分および遍在としての「作業」

　夕食の後片付けを合目的性作業とみれば、開始から終了まで5手順ありました。もっと細かくわければ、5手順の一つ一つも下位の合目的性作業としてよいでしょう。ⓖ-1の手順で、食器を台所流し場にはこぶさい、「残飯を一つの皿にあつめる」は合目的性作業実行のうちの前作業にあたり、「水洗いできる皿や茶碗はかさね、油のついた食器類は別々に」は本作業で、「フロアにこぼれ落ちないようそっとはこぶ」は後作業になります。
　後片付けを「本日の夕食」の後作業とみれば、「調理をして主食と副食を食卓に並べる」までが前作業で、「夫婦で談笑しながら食事を味わう」が本作業になります。これはある日の、「いま・ここ」の楽しい夕食、という大枠の合目的性作業といえます。
　合目的性作業は、どこまでも分節化すれば微分的に細胞レベルまで、ひろげれば積分的に生涯までとなります。
　そして、合目的性作業の間隙をぬって、浮動性作業がつぎからつぎ（ⓕ-1～8）と出現しています。合目的性作業に触発されて、外的環境や身体感覚に刺激されて、とめどもなく湧いてきます。鼻歌や独り言のように、合目的性作業のリズムをとる役割の浮動性作業もあります。
　典型的な浮動性作業は、何かをしていて、歩いていてなど、合目的性作業が習慣化し、注意を集中しなくても自動的におこなわれているときにあ

らわれやすいのです。ぼんやりと無為に過ごしている時間に浮かぶ場合もあります。

浮動性作業は、いつでもどこでも、いかなる状況でもおこりうる、遍在性があるといえます。

「作業」のうち、より生命・身体にちかいものが「生き」、より社会・文化にちかいものが「活き」としてよいでしょう。つまり、生き活きとは、「生活」であり、「作業」であるといえるのです。

人にとって日々の暮らしは、合目的性作業と浮動性作業の無限連鎖のなかでおこなわれています。1日を、1カ月を、1年を生き活き、齢をかさねます。それが人の生、時をへれば人生になります。

2 ●作業のコントロールは

(1) それは「モニター司令室」

作業には合目的性作業と浮動性作業があり、それ自体が日常生活であるとのべました。ところが、これは日々の活動の現象面を取りあげたにすぎません。なぜ「いま・ここ」の作業がスムーズにおこなわれているか、なぜいまの合目的性作業が終了とともにつぎの作業にうつることができるか、作業という事象からの解答はありません。

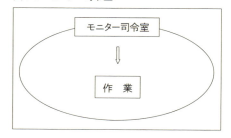

図1-3　モニター司令室

おそらく、「生身の自分」のなかでは作業を制御している脳の上位システムがあり、作業を監視し、評価し、適切な指示をあたえているとおもわれるのです。ここではそれを、「モニター司令室」として

論をすすめます（図1-3）。

モニター司令室の点検3能力

　モニターには、監視カメラ（目や耳や皮膚）で現場をとらえる末梢性のものと、脳に映しだす中枢性のものとがあります。脳内モニター（後述）をみて、分析し指令をだすのが司令室ですが、脳ではそれが司令室と一体に働いていると考えられ、「モニター司令室」としました。

　では、モニター司令室は作業のなにを点検しコントロールしているのでしょうか、3つにわけてのべます。

　第一に、たえず変化している「いま・ここ」の状況に対して、合目的性作業がとどこおりなくおこなわれているか、「変化対応」の点検があります。おもに、時間経過、複数同時作業、差違判別などです。

　夕食後片付けを例にとってみます。合目的性作業「実行」の進行で、ボウルにふやかしていた茶碗のごはん粒をそろそろ洗いおとせるのではないか、時間経過を判断しています。複数同時作業には、同じ台所でヤカンをわかしている、離れた風呂場でお湯をいれているなど、どのようになっているか気にかけています。

　水洗いで汚れがとれる皿、油がついて水洗いだけでは汚れがおちない皿など、処理の仕方をきちんとおこなっているか、差違判別もあります。

　外でサイレンが鳴ったとき、パトカーか救急車か、大通りを通過しただけか、外の環境にも聞き耳をたてています。

　第二に、「いま・ここ」の状況でなにが優先されるか、モニター司令室でより分けています。それを「優先選択」とします。いまおこなっている合目的性作業が、「必ず、いますぐ」しなければならないか、後回しにしてもよいものか、の点検といえます。

　夕食の後片付けのみであれば、淡々とこなせばよいわけです。そこに、「ピンポン」と玄関のチャイムが鳴ったり、「トゥルルール、トゥルルール」と電話がかかってきたりすると、ことは面倒になります。

通常は流し場の洗いを中断して、玄関にでたり、電話を取ったりします。かかってきた電話をとると関東在住の孫でした。「はいはい、ジョー君元気。なになに幼稚園で弁当、全部食べたって…」と、孫が１週間の楽しい出来事を報告します。これで40分の長話になります。このエピソードは、食器洗いより優先され、しかも時間を要しますので、その前にガスの火を消し、無駄にならないよう風呂場の湯出し中止があっても、しかるべきです。この作業も「優先選択」といえます。
　とりわけ、合目的性作業にとって忘れてはならないことですが、適当な時間に「終了」をおこなう必然性があることです。流し場蛇口をしめ、換気扇を止め、台所の電灯を消すなどです。この「優先選択」を怠ると、夕食の後片付けという合目的性作業が浮動性作業に横滑りし、宙ぶらりんになってしまいます。
　第三に、「過誤調整」があります。普段おこなっている合目的性作業には、不注意による齟齬(そご)や誤算、手違いがつねにありえます。そのささやかな過誤を、微調整する点検能力が「過誤調整」です。
　夕食の後片付けで、「醬油差しの醬油を補充しようとした途端、…ピンポーンとドアフォンがなる…」と記述しましたが、メモをしなかったので忘れ、浮動性作業にながれていました。その後、風呂をあがってふと思いだし、醬油差しに補充したことは、合目的性作業の「過誤調整」になっています。

　なお、モニター司令室は合目的性作業だけを点検しているのではありません。合目的性作業に触発される、または無為の時間に湧いてくる浮動性作業も、モニター司令室でコントロールしています。そのなかで、「これはつかえそうだ。あのことの解決につながる」と判断すれば、浮動性作業が合目的性作業に取りこまれ、有益に活用されます。

点検３ 能力の背景

　これらモニター司令室の点検能力には、以下のメカニズムが隠されているとおもわれます。

　「変化対応」を検討すると、おそらく認知システムの「注意」の集中と分散に関連があるでしょう。なにかの合目的性作業をはじめます。進行するためには、開始→実行→終了の各手順のなかで、それなりの注意を集中していなければなりません。

　並行して、ちがう場所でなにかの実行をしているとき、たとえば夕食後片付けで浴槽の湯出しを、頭のどこかで気にかけています。宅配便の来訪や電話など、別の事柄がつぎつぎと発生してきます。それらに臨機応変にたち向かうことができるのも、台所の作業だけに集中しているのではなく、さまざまなことに注意を分散しているからにほかなりません。

　つぎに、「優先選択」は、なにかをおこなうにあたっての「順位」とかかわりがあります。ある段取りに優先順位をつける働きは、ヒト霊長類動物的本能から人の精神的社会的存在までをもふくめた、身体的・社会的生命をまもるための、基本的要素におもわれます。

　順位が高いものは身体的・社会的危機です。万一沸騰したヤカンで前腕を火傷したなら救急外来を受診するでしょうし、外のパトカーに聞き耳をたてるのも社会的危機に関心をよせているためです。個人的・社会的関係で順位がきまるものもあります。孫の電話は快感情が刺激され、ついつい優先度が高まります。

　いわば、順位は個人の物事に対する価値のとらえ方で、男女、年齢、地域、文化、時代によって異なるといえましょう。

　つづいて、「過誤調整」にうつります。これはつぎの作業時に失敗をくり返さないよう、「反省」し「工夫」することにつながっています。夕食の後片付けにそれをひろってみますと、「そっとはこぶ。転ばないようにゆっくり歩け」は、アルコール酔いだけではなく、魚フライの料理では台所フロアに油がとびはねていることがあり、いつぞや滑りそうになった経験を反

省したためです。電話台よこにメモ用紙入れを置いたのは、大事な電話や連絡事項を忘れたことがあり、工夫した結果といえます。

モニター司令室の作業目標達成機能

　といって、これらモニター司令室の点検3能力は、厳密に分割されているわけではありません。「変化対応」は「優先選択」の一つの側面といえるし、「過誤調整」も「変化対応」や「優先選択」の別の側面です。便宜上3つに区分しましたが、モニター司令室では渾然一体になっているとおもわれます。

　「変化対応」「優先選択」「過誤調整」を縦横にあやつりつつ、「いま・ここ」での状況にあった合目的性作業をまとめているのです。いいかえると、これこそモニター司令室が作業をコントロールするもっとも大切な機能であり、「作業目標達成機能」といえるでしょう。夕食の後片付け中に、来訪者があったり、電話があったりしましたが、無事後片付けを終了できたのは、この作業目標達成機能があってこそ、です。

　同時に、「いま・ここ」での合目的性作業が達成目前であれば「変化対応」能力が働き、つぎの作業にスムーズに移行してゆきます。モニター司令室は、これらの能力と機能を有しているがゆえに、予想外の事態にも対処しつつ、日々の生活をよりよき状態に維持しているといえましょう。

　ひと言つけ加えると、「いま・ここ」での合目的性作業に満点をとる必要はない、ということです。当面のまとまりが常識の範囲であれば、モニター司令室は、それをよしとするでしょう。

　それはそうと、モニター司令室を学術用語ではなんと表現しているのでしょうか。国際疾病分類ICD-10の定義では「計画を立て、なにかをまとめるといった判断と思考や情報処理能力」[1]、米国精神医学会編DSM-IV-TRでは「実行機能、すなわち、計画を立てる、組織化する、順序立てる、抽象化すること」[2] といっています。

この両者を簡略に「判断・手順」とまとめ、「モニター司令室」に同義の医学用語として病的ボケや認知症にも使用します。

(2) モニター司令室を支える「脳と身体」

　人にとって、生活という「作業」が「脳と身体」に支えられていることは誰でも認めることですし、モニター司令室も例外ではありません。その点について、検討したいとおもいます。

全身センサーと脳内モニター
　「脳と身体」といえば、人間身体の生理学全体といえますが、それがモニター司令室をどのように支えているか、図解をつくりました（図1-4）。
　図1-4にそって話をすすめます。生きている人間が毎日の生活を安定して過ごすためには、「脳と身体」の健康を維持している必要があります。その大切な担い手が身体関連の内部臓器と外接臓器です。前者はいわゆる内臓（胃・肝・心・肺・血液・内分泌…）であり、後者は運動にむすびつく骨や筋肉ならびに「脳と身体」を外的世界からまもる皮膚といえます。
　では、なにかの作業をしている現場において、どのような末梢モニターやセンサーが脳中枢へ、情報をとどけているのでしょうか。これには感覚系外接臓器として監視モニター役の末梢知覚（目・耳・舌・鼻）と、全身に張りめぐらされたセンサー役の体性感覚

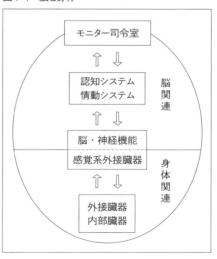

図1-4　脳と身体

（皮膚の表在知覚や深部知覚、内蔵にある内臓知覚）とがあり、まとめて全身センサーとします。

夕食の後片付けを例にとります。目で、皿、茶碗、台所、テレビを見ていることは、眼球という現場モニターによっています。音に関していえば、流し場蛇口の音、屋外のサイレンは、末梢器官の耳がモニター役になっています。

食卓テーブルから歩きだせば、フロアの固さがひびいたり、ひやっとしたり、ぬるっとしたりします。それは足底皮膚の表在知覚（圧覚・識別覚・温度覚）センサーでとらえられたものです。急におなかがグルグル鳴りだす状態は、腸に分布する内蔵知覚の自律神経系アラームサインです。

多少専門的になりますが、この全身センサーで収集されたデータは中枢におくられ、脳・神経機能の脳局在イコール脳内モニター、部位として大脳皮質と小脳、脳幹（図1-5）、脳深部にある大脳辺縁系（海馬・扁桃体・帯状回など）に反映し、司令室につたえられます。この脳内モニターと司令室は直結しており、前述の「モニター司令室」と同義です。

図1-5の概略を説明します。前頭葉、頭頂葉、側頭葉、後頭葉は、大脳皮質の区分（脳実質の塊）をあらわし、図では各脳葉を濃淡でかこみました。各脳葉に

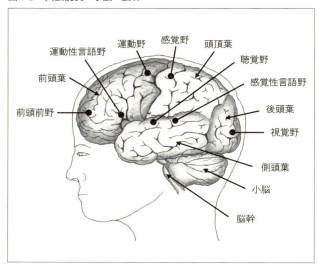

図1-5　大脳皮質・小脳・脳幹

ある「…野」は、運動、感覚、聴覚、視覚、言語の中枢部位です。

　これらの脳葉には、よりよく生きるための脳機能が集中しており、新皮質として壊れやすい組織です。

　脳深部の大脳辺縁系は、この図1-5の奥にありみえませんが、情動や本能の中枢といわれ、古皮質ゆえ壊れにくい部分です。海馬は記憶とも関連しています。

　小脳は、平衡・運動・筋緊張の共調機能をつかさどる中枢といわれています。

　脳幹は、意識、呼吸、循環、排尿、嘔吐、嚥下、自律神経など、生命維持に大切な中枢です。

　以上、脳全体のほんのさわりしか説明できませんが、これら各部位の神経細胞から神経繊維が無数に枝分かれして複雑で相互に細やかな神経ネットワークを形成し、さまざまな活動を支えています。

　そのなかで脳内モニターに重要な、視覚・聴覚・触覚について論をすすめると、これらは大脳皮質の視覚野や聴覚野、感覚野（図1-5）に局在します。この3知覚を、末梢の感覚系外接臓器と区別するため接頭に「高次」をつけ、高次知覚としました。

　高次視覚（視覚野）は、物体である皿や小鉢の大小・形・絵柄・色をみわけ、居間と台所の空間構造や距離も測定しています。

　高次聴覚（聴覚野）は、末梢モニターの耳が音としてキャッチした、流し場のお湯の音、ヤカンの沸騰、屋外の音（サイレンや宅配便のとまる音）を、識別しています。

　高次触覚（感覚野）は、全身皮膚に分布する表在知覚と深部知覚でえられる情報を分析し、高次視覚や聴覚と連動して物事を同定しています。皿や小鉢の重さや肌触りで材質の、油と水で液体性状の、差違を判定するわけです。

認知システムと情動システム

　図1-4の上部、認知システムと情動システムについてのべます。認知システムは認知機能ともいいますが、これには注意・記憶・見当識・高次知覚・行為・言語・計算・思考をいれました。認知システムで土台となる記憶は次節3で詳細に、思考は4で取りあげます。高次知覚は前述したのではぶきます。

　なお、この2つのシステムが機能するためには、「意識」がはっきりしていることが前提になるので、追加します。

　「意識」とは、自分自身や外の様子がわかっている状態といえます。図1-1に即していえば、その人がはっきり目覚めていて、「生身の自分」と「外的世界」をしっかり把握できる状態です。

　意識が明瞭な状態を意識清明といいます。病的な意識障害として、ぼんやりしてうとうとしている意識混濁、呼びかけても痛覚刺激をあたえても覚醒しない昏睡状態があります。

　健常者の睡眠も意識レベルの低下ですが、一定時間後あるいは外的刺激で必ず覚醒するので、意識障害ではありません。意識の脳内部位は脳幹にあります。

　認知システムの説明にうつります。

　「注意」は意識清明の状態で、全身センサーを働かせて「いま・ここ」に注目する認知システムといえます。全体に焦点をあてるか部分か、末梢知覚や体性感覚全部をつかうか一部かは、刻々かわりつつある「いま・ここ」の状況による、とおもわれます。そのことがモニター司令室の「変化対応」能力、注意の集中と分散を支えているともいえます。

　「見当識」は、高次知覚を互いに結びつけて時間や場所や人・物を判断し、「いま・ここ」でなにが生じつつあるかを把握します。高次聴覚として、救急車のサイレンを聞いたとき、それが坂の下からあがってきたか、上からさがってゆくか、当町内に曲がってきたか、脳内に地図を表象（思い浮かべること）できます。

居間に電灯がつき時計の長針が12短針が7で夜7時が、ドアを開けたときの熱気で夏の暑さが、電話の声で関東在住の孫が、ただちに認識できます。
　これらが場所・時間・人・物の見当識といえます。
　5つ目の「行為」とは、高次知覚の情報が脳内の運動野に達して、身体の運動を刺激したものです。皿をかさねる、洗剤をつける、洗う、拭く「行為」があります。それは全身センサーの内容が感覚野にはこばれ、中継するモニター司令室の指示によって、合目的性作業の両手共調運動が成就したためといえます。知覚と運動が連結しておこなう現象を「行為」といってよいでしょう。
　他方、何かを見る、音を聞く、物に触れる、料理を味わう、匂いを嗅ぐ、体をうごかすなどの働きは、脳内で抽象化され概念化し、図1-5の運動性言語野（ブローカ野ともいいます）と感覚性言語野（ウエルニッケ野）で「言語」になります。
　運動性言語野は言語の表出（この部位の障害で、言葉は理解できるものの発語や書字ができなくなる）に、感覚性言語野は言語の理解（この障害では、発語や書字は可能ですが、意味がわからなくなる）に関係しているといわれています。
　言語化できれば、推理し、思考し、前頭前野（図1-5）から運動野へ指令をおくって、行為や発声を生じます。テレビで地震発生のテロップを読む、声を聞きとる、玄関に荷物を取りにゆく、メモを書くなどは、脳に言語野があるゆえの動作です。
　「言語」の獲得によって人は、具体的な知覚刺激がなくても脳内で表象（イメージ）を生じ、抽象化や概念化を進展させることができるようになりました。言葉が理解でき文字がわかれば、他者との交流、意思の伝達が可能になり、社会活動もできます。
　まさに「言語」は、モニター司令室の点検3能力を支える強力な道具といえます。この「言語」を自由に操作できれば、ある対象を数え分析する数学概念もでてきます。これを公式化すると、皿や小鉢が何枚か、大通りを

走ったパトカーが何台かの「計算」ができるようになります。

　つぎに、情動システムの話にはいります。この脳中枢は大脳深部にある大脳辺縁系といわれています。それには意欲と感情があります。一つは食欲や性欲、欲動（活動する意欲）です。食欲をみると、夕食の主菜や副菜の味は脳内モニターにつたわり、情動システムに作用して食欲を亢進させます。グレープフルーツが歯にしみて後日歯科受診を決意するのは、「過誤調整」による意欲のあらわれといえます。

　もう一つには、快・不快の感情があります。孫の電話が長引くのは、愛おしく素直で純真無垢な情がつたわり、快感情にみたされるからです。電話がなにかの勧誘であれば不快感がおこり、すぐさま切ったでしょう。これは、モニター司令室の「優先選択」の判断にもつながっています。

　このように考えますと、モニター司令室は、「脳と身体」に支えられて活動しているのと合わせ、「脳と身体」へ指示や判断をおこなっているともいえるのです。つまり、モニター司令室が認知システムの一部であるとの等式は成りたたず、それより上位のシステムと考えられ、図1-4のように位置づけました。

　このモニター司令室は脳内のどこにあるのでしょう。脳局在論による大脳皮質前頭葉の前頭前野説（図1-5）と、脳全体論による神経ネットワーク説がありますが、どれも確定されているわけではありません。

　いずれにせよ、モニター司令室は「脳と身体」にバックアップされ、点検3能力を自在につかいつつ、「作業目標達成機能」を働かせているといえましょう。

3 ●「いま・ここ」に活きるため

(1) 記憶が基礎

　いよいよ、認知システムの核心といえる記憶を取りあげたいとおもいます。記憶についてこれまでは、新しい物事を記銘し学習した結果がどのくらい再生できるか教育上の記憶法、もしくは記憶の時間的維持が主でした。

　これらの考えは、記憶されたことを思い出す機会がなければ、記憶の作用も眠っているかのようにとらえる、静的記憶論といえます。

　しかし、日々「もの忘れ」に悩まされる年齢になると、既成の記憶論のように静的のみでよいか、疑問にとらわれるようになりました。毎日、記憶、記憶、もの忘れ、もの忘れと呪文を唱えていると、記憶とは「いま・ここ」の瞬間、瞬間に出没しているのではないか、と考えるようになったのです。

　論をすすめるにあたって、従来の静的記憶論に若干ふれ、そのあと仮説として動的記憶論をのべたいとおもいます。

記憶の定義と時間過程

　静的記憶論ではそれを、つぎのように定義しています。新しいことを憶える、憶えていたものを思い出す、これから生じうることを憶えておく、の3つです。

　一つ目は新しく記憶するという学習です。二つ目は過去の記憶、脳内に保管していたものを思い起こすにあたり、三つ目は、現時点以降の作業をいま記憶しておくことです。これらは、記憶の時間過程とも対応しています（図1-6）。

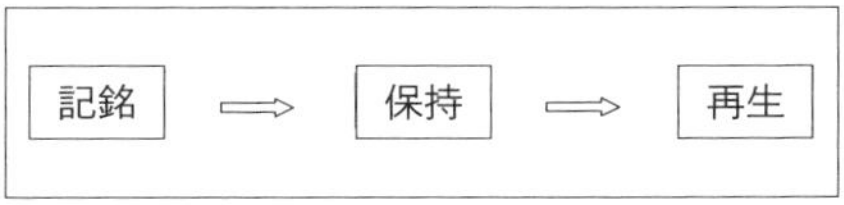

　図1-6の記銘とは、「いま・ここ」

図1-6　従来の記憶過程

| 記銘 | ⇒ | 保持 | ⇒ | 再生 |

での目前の事態を脳内に刻みこむ学習にあたり、定義の一です。

　保持とは、記銘されたものを後々まで維持している状態であり、定義の二にふくまれます。一般的にはこれが記憶といわれ、持続する時間によって即時記憶・近時記憶・遠隔記憶にわけています。

　再生とは、保持していた記憶をふたたび思い出すことであり、定義の二そのものです。

　ここで保持について補足します。即時記憶とは数秒から数分以内、近時記憶は数十分から数日前、遠隔記憶は数週間前から物心のついた幼児体験までの時間をいいます。時間軸でみればこの3つは現時点以前をあつかい、過去といえます。このうち近時記憶と遠隔記憶の2つを、保持時間が充分にあり脳内に保管されている点を考慮して、本書では記憶庫（図1-7・8）の名称にまとめました。

　即時記憶と近時記憶は、流動的で大部分忘却しますが、憶えておきたいという意欲や感情体験、くり返しの出現、その後の必要性に応じて保持が強化され、一部が遠隔記憶に組みこまれます。

　この即時・近時記憶のなかには、一定時間の合目的性作業を実行し終了したあと、忘れてもよい「一時保持」機能があります。時間経過でみると、数分以内では、電話をかけるため、電話番号をちょっとの間記憶しておくことがあります。それらは終了すれば、すぐに忘れてよい合目的性作業です。数十分から1時間以内の近時記憶では、夕食の後片付けのとき、「別の場所で浴槽にお湯をだしていることを気にかけ、20分後に蛇口をしめる」がありました。

　これより長い一時保持になると、つぎの予測記憶にいれ、きちっとメモをとってスケジュールに記録したほうがよいとおもいます。

　定義の三は、近時記憶や遠隔記憶のなかに将来おこりうる予定やスケジュールを記憶している状態であり、これを「予測記憶」としました。日課表や週間表、月間表、年間計画のことです。この予測記憶は、未体験で概念上は非実体として記憶庫に保管されているだけであり、実行するかキャ

ンセルするかはその後の状況によります。予測記憶を「展望記憶」と表現する研究者[3]もいますが、そのような大仰な命名をしなくてもよいと考えます。

　忘却しないで長期間記憶庫に保管されている遠隔記憶の内容は、話すことによって記憶を思いおこす陳述記憶（意味記憶・エピソード記憶）と、動作などによって憶えている非陳述記憶（手続き記憶・プライミングなど）[3]にわけますが、専門的ですので省きます。

　上にのべた静的記憶論を夕食の後片付けでみると、すでに習慣として合目的性作業が自動的におこなわれているゆえ、記銘も保持も再生も通常は生じません。

　しいてあげると記銘の例に、醬油差しの醬油がたりないことをあとで補充しようと憶え、即時記憶から近時記憶にとどめおく一時保持がありました。これも補充がおわれば近時記憶の段階で忘却してよいわけです。あるいは再生の例に、パトカーのサイレンをきいた直後、その冬の出来事が浮かびましたが、それは遠隔記憶として保持していたものです。

　静的記憶論は記憶持続時間や内容に主眼があり、学生の知識習得や同窓会での思い出話しに、ときおり「記憶」が顔をだす程度といえます。

　そのため、日常的に「もの忘れ」を体験している者には、静的記憶論ではどこか足りない印象をもっていました。それを以下に詳述します。

体験の既知・未知を照合

　毎日を生き活きる作業のなかで記憶をみなおすには、どのようにすればよいのでしょうか。それは平々凡々で惰性的におこなわれている作業を、「いま・ここ」で新たに記銘し保持しなおす体験である、と角度をかえてみることです。

　すなわち、「いま・ここ」の現在は、個人史でいえば一見なんの変哲もない過去から連続した事象です。ところが、「いま・ここ」を「生身の自分」が徐々に徐々に変化している状況ととらえなおせば、二度と後戻りできな

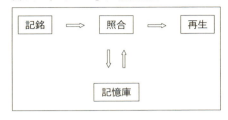

図1-7 「いま・ここ」での記憶過程

い体験、かけがえのない一回性を有しているのです。人生に一度しかない「時」と「場」、一期一会であれば「いま・ここ」での体験は、すべて新たな記銘になります。

ただし、この記銘は大部分が既知であり、たとえ未知であってもほとんどがこれまでの既知で類推可能といえます。それは、個人の「いま・ここ」の現在を、過去の記憶が支えているからです。

この既知・未知を、人はどのように判断しているのでしょう。それが、図1-7の記銘した事象を記憶庫に照らし合わせにゆく照合という機能です。

照合機能は、「いま・ここ」での体験を、第一におおまかに既知ととらえます。第二に細部をみてすこし違うところがあるととらえます。第三に明らかに際立った違いがあり、未知のものが多数混在しているととらえるなど、3つに分類できます。

夕食時の（木）箸を例にとってみます。

第一の既知であれば、日ごろから箸をつかって食事している日本人にとって、2本の20センチ程度の細い棒を、間髪をいれずに照合機能は記憶庫に保管されている近時・遠隔記憶から、「箸」と再生します。

第二のとき、すこし違う部分を蓄積されている既知に引きよせて対比をこころみ、再生します。たとえば、食後に箸を洗いながら、手に引っかかりをみつけます。よくみると、箸先がささくれていました。これは、保持している遠隔記憶のなかから、箸が古くなってほころびが生じている状態、と照合します。ただちに、近々新しいものに替えた方がよいとの判断がはたらいて記銘し、近時記憶に保持します。

第三のときも照合機能は、熱心に既知との類似性を探しますが、時間をかけても類推できなければ、再生ではなく慎重に記銘し保持するでしょう。

この第三の未知は、日本の食文化をまったく知らない外国人が、はじめて

箸を見たときの驚きといえましょう。フォークとスプーンしか手にもったことのない外国人が、タイムカプセルのように、夕食の席に座ったとします。

　魚フライですから、フォークであれば、刺して食べるでしょう。2本ある棒は刺すためのものだと考え、1本でフライの一部を刺してみます。何回か刺しているうちに、ポキッと折れてしまいました。そうか、それで予備のもう1本があるのか、こんどは折れないように刺そうとしますが、うまく刺さりません。

　ところで、白い粒々のごはんは、どうやって食べるのだろう。まさか、手づかみ？　清潔好きな日本人にはありえないことだし、やっぱり、この1本の棒で粒々を刺して食べるのだろうか、う、う…。

　あれやこれやと迷い、失敗をくり返し、日本の友人に箸の使い方を教わり、ようやく納得できました。そもそもフォークとスプーン文化は、手全体で握るか、2つの指で挟むだけでよいのですが、箸は3〜4本の指をうまくつかって自由自在に動かす必要があります。その外国人は友人から何回も教えられ、細心の注意で記銘し、遠隔記憶に保持しました。

(2)「いま・ここ」と「記憶素キー」

　では、照合機能は記憶のなにをもとにして、記憶庫から類似性を引きだしているのでしょうか。ここに、既知・未知を記憶庫内の近時・遠隔記憶から探しだす手引き、「記憶素キー」を導入したいのです（図1-8）。

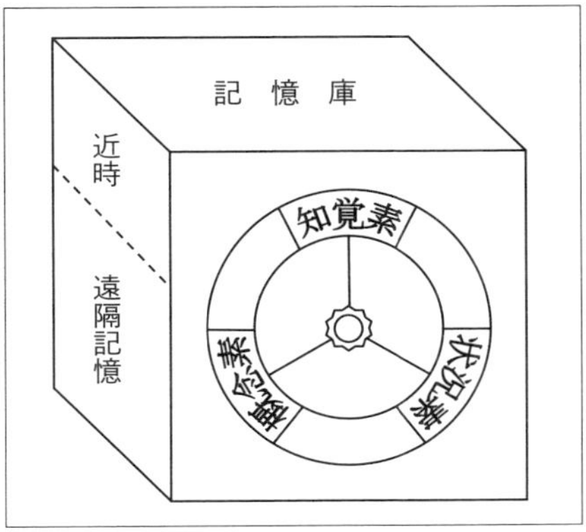

　「記憶素」の用語をつかいましたが、これは「形やイメージとしてとらえられる記憶の最小単位」

図1-8　記憶素キーと記憶庫

をあらわします。しかもそれらは、記憶庫の扉を開ける鍵であるとともに、近時・遠隔記憶内の必要な記憶を検索する役目もあり、「記憶素キー」としました。

記憶素キーについて

　仮説として記憶素キーを大きく3つ、知覚素、状況素、概念素にわけ（表1-1）、それらの解説に夕食の後片付けを利用します。

　まず、知覚素は下位分類を、視聴覚素、身体感覚素、運動素の3つとしました。視聴覚素には、目でみるすべての形態や色、風景、耳でとらえるあらゆる音がはいります。食器はもとより、流し場、ごはん粒、ピーポ・ピーポの救急車サイレン、人声、自然環境の音などです。

　身体感覚素は、触覚・味覚・嗅覚・体性感覚・内臓知覚でつかまえた事象です。足のふらつきは平衡感覚や圧覚、外からの暑気は嗅覚や体性感覚、油の感覚は触覚、お湯か水かは温度覚、歯がしみるは痛覚の記憶です。

　運動素は上記2つに連動しておこなわれる、身体各部の動きの記憶です。運動素を知覚素の下位分類にしたのは、「脳と身体」でのべたように、あらゆる運動、食器洗い、風呂の湯出し、受話器取り、会話、笑顔などは、まず知覚の先行があり、その直後「行為」として発動するからです。

　これら知覚素が瞬時に記憶庫を検索し、既知・未知を判断しています。

　つづいて、状況素をみます。これは、ある時間ある場所にたたずむ、ある人物やある物事に出会う、ある感情にとらわれるなどのときに働く記憶素キーです。これを場面素、情動素、手順素の3つに細分しました。

　場面素を検討すると、テレビ画面に「九州地方に地震が…」のテロップがながれ、急に緊張度がまし聞き耳をたてる態度は、照合機能が遠隔記憶に保持されている「地震は要注意」を喚起したからです。「幼児2人餓死」のニュースをみて涙がでそうになったとありますが、これは同じ年代の孫の姿とかさなって（近時記憶の再生）、情動素が情動システムを照合したためです。

手順素には、夕食の後片付け5つの段取りがはいり、従来の遠隔記憶でいえば手続き記憶といえます。

概念素はむずかしい表現にしましたが、思い、考え、イメージし、連想が連想をよぶ記憶素のことです。これを、表象素、意味素、目印素にわけました。

表象素の例は、パトカーのサイレンを聞いて、その冬のトンネル事故を脳内に視覚像として表象できることです。現場にいなくても、テレビの事故画面をみているので、すーっと視覚表象（イメージ）が浮かびます。

表1-1　記憶素キーの内容

	下位分類と内容	
知覚素	現実の対象を把握したうごき	
	視聴覚素	人・物・風景・あらゆる音声
	身体感覚素	嗅覚・味覚・触覚・内臓知覚
	運動素	身体各部の運動・行為
状況素	ある時間や場所での出来事や動作	
	場面素	ある場所や人物でうかぶ記憶
	情動素	感情体験でうかぶ記憶
	手順素	ある状況で操作できる技能
概念素	思い考えを概念化し抽象化する	
	表象素	知覚素のイメージや表象
	意味素	事象の意味・数・図形・名称
	目印素	メモ・書籍・映像・記憶媒体

意味素を設定したのは、作業をふくめたあらゆる知覚素や状況素が、記号化や意味付与をともなって記憶庫に保管されているからです。思考や創造の原動力であり、辞典の語義、数学の公式となり、体験を深化させます。

それを、夕食の後片付け時、状況素でみると、サイレンの音によってパトカーや救急車を聞きわけ、事故か急病か緊急事態の意味を理解します。視覚素でみれば、食器用、流し台用、食卓テーブル用に布巾をわけていますが、それには使用時の清潔度の意味がともなっています。

食器ひとつをとっても、材質、絵柄や色、形、その生産地により、堅牢、上品、安定感など、重層的にとめどもない象徴的意味を湧出します。

意味素は、あらゆる記憶素の内容を概念化し抽象化し、そのものがあらわす意図や価値を生みだしているのです。

目印素は、メモでも手帳でも、スケジュール表でも、それをたどれば記憶庫の近時・遠隔・予測記憶をよび起こす記憶素です。夕食後片付けの醬

油差し補充を忘れないようメモしておこうとする行為は、目印素の具体例といえます。

　印刷物の辞典や事典、専門書、写真、ビデオ映像は、過去の膨大な目印素です。現今は紙だけではなく記憶や情報を記録する材料に、IT関連のHD、DVD、USB、SDなどがあり、それらを記憶媒体としました。

　なお、概念素は、時代、地域、文化、個人史によって、記憶されることが異なっているとおもわれます。

　知覚素と状況素と概念素を別々に記述しましたが、実際には入れ子構造的に組みあわされており、記憶素キー検索は同時並行連鎖反応的におこなわれていると推定できます。図1-8の記憶素キー3つがまとまって作用すれば、照合は瞬時になります。

　3つの記憶素キーのうち、知覚素と状況素は事実に即したもので忘れにくく、概念素はいくらでも変換可能な抽象化されたもので忘却しやすいといえます。

　このように、記憶素キーを導入することによって、いっときも休まずに、「いま・ここ」の記憶庫がうごいている様子を把握できるとおもいますが、いかがでしょう。これが、動的記憶論といわれる理由です。

モニター司令室と記憶素キー

　動的記憶論に立ちますと、「いま・ここ」での合目的性作業や浮動性作業を監視し指示しているモニター司令室の働きには、記憶素キーによる記憶庫検索が必須であるといえます。

　そして、「いま・ここ」の合目的性作業が終了間際になると、モニター司令室は記憶素キーを働かせてつぎの合目的性作業をただちに探しだします。これは既知の予測記憶であり、客観的には淡々とこなしている日課です。それは時間軸にそって、週間表、月間表、年間表に移行します。

　予測記憶はそのようにみると、生活推進エンジンともいえる大切なものです。予測記憶にもとづいてある目標や希望をもつことは、生きる意欲の

源泉でもあります。

　さらに、モニター司令室は点検3能力を円滑におこなうため、記銘した新たな記憶を記憶庫に収納するにあたって、その内容を3つの記憶素キーに区分けしているとも考えられます。

　モニター司令室は、記憶をふくめた認知システムに支えられているとともに、その組みかえもおこなう、相互作用を有しているのです（図1-4）。

　とはいえ、近時・遠隔記憶を保持している記憶庫が頑丈な金庫でないことは他の身体臓器と同様であり、庫を開けるキー役の記憶素も例外ではありません。加齢、内外の刺激、心的外傷、疾患によって劣化する、繊細な脳です。

　記憶庫は、やわらかく、四六時中うごき、変化しているといえます。ですから、既知の遠隔記憶であっても、使用しないで放置しているものは、減衰や融合や忘却が生じるのです。

　記憶とは、記憶庫に静かに貯蔵され、必要なときに取りだすものではなく、「いま・ここ」での体験に応じて、積極的に引きだされ、つぎつぎに更新をくり返す、ダイナミックなものといえるでしょう。

4 ● モニター司令室は「心（こころ）」の入口

　以上までに、「作業」、「モニター司令室」、「脳と身体」、「動的記憶論」を論述してきました。

　それはさておき、精神医学において、「脳なき心（こころ）」が批判された歴史があります。一方、「心（こころ）なき脳」も、人の姿とかけ離れていると考えます。

　本節では、ここまで取りあげていなかった「心（こころ）」についてのべたいとおもいます。

「過誤調整」と思考

　日常生活において心（こころ）とは、どのように感じられているのでしょう。一般的に、「精神、魂、洞察、慈愛」を心（こころ）と称してよいとおもいます。ただ、これに真正面からむきあうと何冊の書物があっても、会得することが困難になります。

　ここでは、人間以外の動物にはなく身体機能ではまとめきれない、人に備わったものとします。ある物事を考え、内省し、その意味をとらえて今後に生かそうとする精神活動、といってもよいでしょう。

　この、心（こころ）としてあつかわれることと、モニター司令室はどのように結びついているのでしょうか。パスカルは「人間は考える葦である」との箴言（しんげん）をのこしていますが、考えるとは、心（こころ）でいえば洞察といえます。これは、モニター司令室点検3能力のうちの「過誤調整」にあたります。

　この能力は、「作業」のささやかな齟齬やミスを反省し、修正や工夫をさせます。「過誤調整」には、どこにズレがあったか、思い、考え、類推し、調整する能力があります。

　これらによって「過誤調整」は、新たな工夫や発明をしています。身近な出来事でいえば、「風呂にお湯を満たす」行為は、以前は適当な時間に風呂場に足をはこんで目視しなければなりませんでした。現在は居間にいても音声で、「お風呂がわきました」と知らせる装置がつきました。

　視点をひろげると、「過誤調整」は文明の発達と関係しているともいえます。山本義隆の詳述した『磁力と重力の発見』4) を読むと、「過誤調整」の能力がいかに発揮され、未解明の事象を科学として組みかえ、見直していったかが描かれています。

　人にとって洞察や内省ができるとは、認知システムの言語獲得による思考ともかかわります。ここで、認知システムで残していた「思考」について言及したいとおもいます。

　思考とは、記憶庫に貯蔵されている近時・遠隔記憶を記憶素キー検索で引きだす「思い」と、「いま・ここ」の状況をとらえつつ以後におこりうる

ことを予測記憶する「考え」とを、あわせもっています。

　これは上述したように「過誤調整」とおおいに関係しますが、「変化対応」や「優先選択」においても、その状況を思い考え、「いま・ここ」の実行をスムーズにおこなわせているといえます。「思考」は認知システムと同列におくのではなく、モニター司令室点検3能力の潤滑油として作用しているのではないでしょうか。

　では、この思考を思考として機能させる認知システムの素材はなにかと問うと、ひとつは「言語」、もう一つはモニター司令室によって区分された記憶素キーのうちの「概念素」、といいたいのです。

　そのなかで、表象素や意味素には、作業でとらえた知覚素や状況素を、脳内で融合や分解をくり返してさまざまに加工し、種々の価値を生みだす働きがあります。

　それを目印素として可視化することによって、哲学、宗教、主義、思想、科学、制度、経済、ないしは音楽、絵画、文学、道徳を創りだしました。

「心（こころ）」とモニター司令室

　なんのことはない、人の心（こころ）も「脳と身体」の唯物論的一元論に収斂する、といえるかもしれません。しかし、私はその立場をとりません。なぜなら、一元論的に「脳と身体」を内省する「脳と身体」はなにか、と問うと自縄自縛の循環論におちいり、解答がみいだせないからです。逆に、唯心論的一元論もとることはできません。

　観点をかえて、思い考え「過誤調整」ができる自分は、「いま・ここ」で実行中の作業をみまもっており、これを洞察する心（こころ）といってよいでしょう。

　この「洞察的心」は自らの作業を観察するのみならず、他者や他物を理解し、善悪、真偽、正誤を思考する心（こころ）ともいえます。

　この他、心（こころ）には「情緒的心」もあります。一喜一憂したり愛憎を感じたりする心です。他者の気持ちに共感したり、慈しんだりできる心です。

これらをまとめて、私なりの心（こころ）仮説をつくりました。それを、なにげなくつかっていた「生身の自分」から発想しました。
　より心（こころ）にちかいものを〈自分としての身体〉、より「脳と身体」にちかいものを〈生体としての身体〉としました。
　前者には心（こころ）の属性として、「精神、魂、洞察、情緒」をいれました。西欧では、霊性（スピリッツ）や理性を心（こころ）にいれていますが、ここではそれらを魂と洞察にふくめました。
　この〈自分としての身体〉は、自分という内包はありますが目に見える外形をもたず、非実体的で、伸縮自在といえます。
　人馬一体や愛車を自由自在に運転する様相は、〈自分としての身体〉が馬や車を自らのなかに取りこんでいることを示しています。失敗して後悔にさいなまれるときは身が縮んでいるし、なにかに有頂天になっているときは鼻が何メートルも高くなっているでしょう。
　とくに、〈自分としての身体〉が〈生体としての身体〉にぴったり寄りそっているとき、魂といわれる高貴な人間性を発揮します。甲子園の全国高等学校野球選手権大会でみられるひたむきなプレーが、球児魂として感動をよぶのはそのためです。
　往年の貴乃花関が相手と同体になって倒れ、土俵にふれる直前、腕を曲げ一瞬浮かして勝ち名乗りをあげた技は、心技一体の力士魂といえるでしょう。
　また、〈自分としての身体〉ですから、その人独自の個性や個人史を有しています。
　後者の〈生体としての身体〉は、生理学的機能と解剖学的構造をもつ、現に生きている身体です。これには外形があり、目に見える実体で、いままでのべてきた「脳と身体」そのものです。同時に、〈自分としての身体〉の一側面である「洞察的心」によって、見つめられる対象でもあります。
　これらの仮説に近似のものとして、身体を現象学的哲学から論じた、市川浩の『精神としての身体』[5]をあげることができます。彼の論では、ここ

でいう〈自分としての身体〉を「主体としての身体」、〈生体としての身体〉を「客体としての身体」としていますが、その哲理は精緻をきわめています。

それゆえ、ここで示した〈自分としての身体〉と〈生体としての身体〉は、市川の論と同一ではありません。

結論として、〈生体としての身体〉がなければ〈自分としての身体〉＝

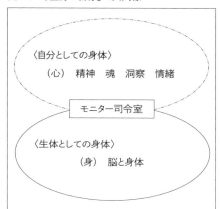

図1-9　「生身の自分」の人間像

心（こころ）は生まれず、心（こころ）がなければ「脳と身体」＝〈生体としての身体〉を観察し解析することはできません。その接点に位置するのが「モニター司令室」です。ことに、モニター司令室の「過誤調整」や潤滑油としての「思考」は、心（こころ）と深い関係があるといえます。

これが、モニター司令室を心（こころ）の入口とした所以です。モニター司令室を仲介にして精神と肉体は同一という、「いま・ここ」に活きる「生身の自分」の人間像（図1-9）といってもよいでしょう。

ちなみに、個人の〈生体としての身体〉は消滅しますが、個人や他者の〈自分としての身体〉によって、事象から発見されたもの、ならびに創造された制度や学問、発明された製品は、歴史のなかに位置づけられ、後世まで継承されていきます。

生まれてこのかた、毎日、毎日、「生身の自分」の「とき」列車は、「いま・ここ」に停車しながら、昨日よりは今日、今日よりは明日と、よりよき生活をもとめて試行錯誤をくり返してきました。時がたち、気がついたら高齢期になっていたというのが実感です。

それについて、普通ボケ、病的ボケ、認知症の順に話したいとおもいます。

第 2 章
普通ボケの素顔

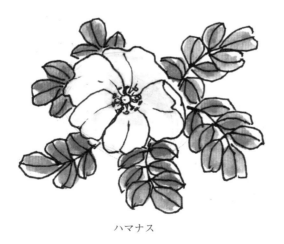

ハマナス

1 ● 普通ボケはどこで

　「普通ボケ」は冒頭でのべたように、「加齢による心身機能の低下」です。加齢によるものですから、ある年齢に達すると頻度や形式の違いはありますが、どなたにも出現しているはずです。
　では、どこで、どのように普通ボケがでてくるのでしょうか。当たり前のことですが、それは「生活」のなかで、といえます。
　日々の暮らしのなかで、「どうしてこんなことがうまくいかないか」とか、「この漢字はすいすい書けたのに、うーむ、浮かんでこない」とか、「こんな失敗、した記憶がないのに」とか、日常の家庭や職場で生じる「あれ、あれ、なんだっけ。えっ、どうして」のたぐいです。

一日いたるところ
　ここに、自ら体験した普通ボケを記します。本節では一日の生活時間のなかであらわれる普通ボケを素描し、2節で項目別にわけて話します。前提として、脳血管障害はなく認知症にも罹っていないとします。
　これから呈示するエピソードは、10年間に経験したさまざまな普通ボケを一日に圧縮したもので、常時みながみな出現しているわけではありません。季節は夏。
　括弧内記号はつぎのとおりです。「もの忘れ」はⓌ、「ど忘れ」はⓓ、「もの探し」はⓈ、「間違い」はⓂ、「身体機能低下」はⓀとし、2節にも通し番号で使用します。

起床から昼まで　　朝4時に起床。最初におこなう行為は朝一番の小用です。トイレに行くと電灯が点けっぱなしになっていました（Ⓦ-1）。寝惚け眼のまま、ゆっくりとベッド仰臥ストレッチを15分おこないます。調子にのって両下肢をぐいーっと伸ばしたところ、こむらに鈍痛が走りまし

た(ⓚ-1)。着がえて階下に降り、洗面後ようやく頭がすっきりします。

　6時過ぎ、朝食。歯磨き後、7時前出勤準備急ピッチです。小物入れをあけ、車キー、時計など七つ道具を、それぞれ上着やズボンのポケットにおさめました。

　今日のスケジュールを手帳で、白衣交換、臨時処方日、外来診療担当とたしかめます。先週白衣をだし忘れたので、頭の中で、「白衣、白衣」と復唱しながら、カバンをもって階段を足早に降りました。突然、「ワーッ、ドドーッ、ズデン」と、最下段を踏みはずし転んでしまいました(ⓚ-2)。腰を打ちましたがたいした痛みはないので、そのまま玄関を出ました。

　後方に車のいないことを視認して発進。約30分で病院に着きました。奥の駐車場にとめ、病院にはいります。自室をあけようとして、「あれ、カギ忘れた」と気がつきました(ⓦ-2)。当直職員に連絡し、事なきをえました。

　出勤直後、爪先立ちストレッチ体操で体をほぐします。途中、「そうだ白衣交換日だった、忘れないうちに取り替えておこう」と、ロッカーから真新しい白衣を取りだし、交換します。だしぬけに、「あれ、車ロックした?」と不安になり、ストレッチ2回目の中断をして駐車場に行き、車ドア取っ手をひき、施錠を確認しました(ⓓ-1)。

　8時45分外来診療開始。入室した患者さんに「暑いなかご苦労さん、夏バテしないですか。この2週間いかがでした」と声をかけます。「それでは、血圧測りましょう」とマンシェットを右上腕に巻き、聴診器をあて圧を加えます。程よい高さから徐々に減圧してゆきますが、血管音が聞こえません。ちゃんと巻いてあるし聴診部も上腕動脈にそえているし、おかしいなと頭をひねりました。気がつくと、聴診器の耳にさしこむ耳管部が首にかけたままになっていました(ⓜ-1)。

　切りのよいところで病棟回診にでます。臨時処方の日なので目の前の看護師に、「臨時処方箋、とって」と言おうとしました。よくわかっている看護師なので名前を呼ぼうとした途端、ど忘れです(ⓓ-2)。喉元まで出かかっていますが「吉田さんだったか、古田さんだったか」、どうしても思い

出せません。

　頃合をみて医局に寄り、コーヒータイムとしました。食器棚のコーヒーカップを流し台よこにおき、コーヒー粉をいれる段取りをしました。ふたたび食器棚から円錐ドリッパーを取ろうとしたところ、ない、ないのです（ⓢ-1）。「あれ、誰か片付けたか、どこかに忘れているか」と、小テーブルを見たり、水切りかごを見たりしましたが、ありません。

　なぜ、と思いながらふと目の前を見ると、カップにドリッパーがちゃんと載っているではありませんか。カップを棚から取りだすとき、一緒にドリッパーとペーパーフィルタをセットしていた事実を忘れていました。

午後から帰宅まで　　正午過ぎ昼食。食堂にゆくと麺の日で、味噌ラーメンです。ラーメンを丼にもり、具や汁をいれて盆にのせ、いつも座るテーブルにはこびました。

　不意に、「バーン、ドシャン」と音がして、ラーメン丼をお盆ごとひっくり返えし、フロアに全部こぼしてしまいました（ⓚ-3）。替えたばかりの白衣にも、汁がとんでいます。なにが起こったか一瞬わからず、呆然としました。

　看護師さんが駆けよって、白衣を拭いてくれました。食堂の小母さんも、「気にしない、気にしない」といって、フロアのラーメンを掃除してくれました。

　仮眠20分のあと、午後の外来診療をはじめました。再来患者に「血圧を測りましょう」と声をかけ、マンシェットを巻こうとすると、看護師の声で「先生、私が測ります」と言うのです。「あれっ、いつ後ろに来ていたんだ」と、看護師が入室し待機していたことに、まったく気がつきませんでした（ⓜ-2）。

　午後の病棟回診で入院カルテを書いていると、受持患者の件で横にいる看護師が、「先生、タインはどうしますか」と問うので、「タインはまだですよ」と返答しました。当の看護師はけげんな顔をして、「タインですよ」

と問い返します。こちらも「タインはまだ考えていないよ」と少々むっとして言いました。それを隣で聞いていた同僚医師から、「退院（タイン）ではなく多飲（タイン）ですよ。水を多く飲むことを言ってますよ」と助言があり、ようやく会話を理解しました（ⓜ-3）。

午後3時過ぎ、「患者さんがきました」との連絡で外来診療にもどります。何人かを診察中脈絡なく頭にふわっと、午前中の看護師の名前は「土田さんだ」と思いつきました。

患者がとぎれたところに、薬局長が来室。「先生、先ほどの処方にアモバン散30ミリとありますが、睡眠薬アモバンの散剤はありません。それにアモバンは10ミリが限度ですよ」と指摘されました。

早速入院カルテを取りよせ、指示書欄をみてびっくり。処方で抗うつ薬アモキサン30ミリと書くところに、睡眠薬のアモバンと誤記しています（ⓜ-4）。「ぎょ!!」、大変なヒヤリハットです。薬局長に平謝りして、「だいぶボケてきているので、処方などいつも厳重にチェックしてください」とたのみました。冷や汗たらたらです。

午後5時病院退出。発車前、帰宅時間をケータイで自宅に知らせる習慣になっています。ズボン左ポケットのケータイを取りだそうとして、「あれ、はいってない」と、いま気がつきました（ⓦ-3）。

巨大入道雲のかかった霊峰太平山を遠方にみながら車は順調に流れ、夕暮れ前自宅到着。家にはいり、「今日、自室カギ、ケータイ忘れた」と、家内に報告しました。「そうでしょ、車キーの小物入れあけっ放しよ（ⓦ-4）。しまりないんだから」と注意あり。

そうか「しまりない」の語源は、「それまできちっと引き出しなどを閉めていた人が普通ボケになって、『閉め忘れ→閉（し）めない→締（し）まらない→締（し）まりがない→しまりない』と派生した言葉ではないか」のひらめきが走り、妙に満足しました。

夕食から就寝まで　　ニュースをみながら夕食。魚のフライが美味しいの

でもりもり食べていると、急に「ンン、ンム、ゴホン、ハックション」と咳きこみました。誤嚥したらしく、嚥下反射が働いたようです（ⓚ-4）。「あせらないで、ゆっくり、ゆっくりかみしめて」のアドバイスあり。

夕食後、後片付けを手伝います。食器を拭くとき、布巾と皿の交互もちかえがスムーズにできず小皿を落とし、ガチャンと1枚割ってしまいました（ⓚ-5）。

午後8時、歯磨きをして入浴後、リクライニングチェアに座りながら、テレビの時代劇をみつつ、こっくりこっくりです（ⓚ-6）。「そろそろ床についたら」の声で2階にあがり、ベッドに横になりました。

ここで記した普通ボケには、もの忘れⓌ4、ど忘れⓓ2、もの探しⓢ1、間違いⓜ4、身体機能低下の平衡・運動・咀嚼・嚥下・視聴覚・睡眠などⓚ6がありました。

これ以外にもさまざまな、予想外の話の種が多々生じています。満身創痍にみえますが、周囲の有形無形の助けで大過なく、職場で診療をし、家庭生活をおくっています。

---

2 ● 普通ボケのさまざま

---

(1)「もの忘れ」はモグラ叩き

ここから項目別にみてゆき、そのメカニズムも検討したいとおもいます。最初に取りあげるのは、なんといっても「もの忘れ」です。毎日とはいいませんが、「また、忘れたか。憶えているはずなのに、なんだっけ、あれ」と体験することです。「もの忘れ」記号ⓌWは、前節（Ⓦ-1～4）からの一連番号をつかいます。

「もの忘れ」のタイプ

「もの忘れ」をA・B・Cの３型にわけました。

Ⓦ-A）実行時「忘れていた」もしくは「忘れてきた」ことに気づく

　これには、まずⓌ-1〜4までがはいります。トイレ電灯点けっぱなし、病院自室カギ忘れ、ケータイ忘れ、小物入れ開けっぱなしなどです。

　旅先でつぎのような小事がありました。ある夏の日、目的地に行くため、乗換え駅ホームのベンチに座っていました。心地よい風が吹いていたので帽子をとり、手提げバッグと体の間にはさみました。30分後目的地行きの電車が入線し、手提げバッグをもち電車に乗りました。発車のベルが鳴り出発です。ほっとして座席に座り手提げバッグを体にかかえた途端、帽子のないことに気がつきましたが、あとの祭りです（Ⓦ-5）。

　「もの忘れ」が引き継いで生じていることもあります。ある日病院から帰宅後、上着やズボンのポケットから小物（財布、免許証、手帳、病院自室カギ、ボールペン、櫛、車キー、時計、ケータイ）を取りだし、所定の場所にしまいだしましたが、そこではじめて小銭入れのないことがわかりました。

　本日、持参しなかったことを意識していなかったのです。所定の小物入れにもありません。前日、上着から出すのを忘れたかとおもい、そこを見ましたがありません。2日前の上着はどうかとポケットに手をつっこむと、ありました。2日間気づかずの「もの忘れ」といえます（Ⓦ-6）。

　場所忘れしたこともあります。夏の花火大会会場でのことです。午後8時過ぎ、トイレのため川堤斜面の桟敷席をおり、10メートル左側の簡易トイレ前に20分ならんで用を済ませました。

　いざ自席に戻ろうとして、下から桟敷席を見上げましたが暗く、沢山の人でどこに家内や知人がいるのかわかりません。うろうろしていると、知人Ｓさんがおりてきてほっとしました（Ⓦ-7）。

ⓦ-B)実行時「憶えているはず」のものが再生できない

　これが本来の「もの忘れ」といえます。漢字が思い出せなかったり、人物の名前が特定できなかったりするときです。

　漢字を書こうとして正確にでてこないことがあります。偏と旁（つくり）が思い出せないのです。「瑞々しいの瑞」の偏は「王」だったか「山」だったか「忄」だったか、「到着の到」の旁は「縦棒2つ」だったか「教の旁」だったかわからなくなり、辞典を引かざるをえませんでした（ⓦ-8）。

　名前が浮かんでこないこともあります。あるときの研修会で、通りすがりに会釈していった人がいました。数十年前に一緒の職場で働いたことはわかっています。部署は別でしたが会議で議論をし、会食したこともあります。それなのに、その場では名前がでてきません。

　その人とは5年前の学術集会でもすれちがいましたが、そのときは名前をしっかり憶えていたのに、です（ⓦ-9）。

　このタイプの「もの忘れ」は、これまで記憶していたなかで関心のうすい物事、俳優や有名人、各地で勤めた職場スタッフの名前、かつて居住した住所の何丁目何番地や電話番号にもおよびます。

ⓦ-C)「ひらめき」が走り忘れていたことに気づく

　こういうことがありました。当直の夜、ベッド脇電気スタンドが点かず、「明日事務の人に言おう。忘れないようメモしておこう」とおもいましたが、夜の病棟回診後忘れました。

　翌朝自室に戻り、机上にメモがおいてありました。ふと「あれ、昨夜なにかをメモしようとしたのではないか」との想念が浮かびました（ⓦ-10）。「そうだ、電球切れを事務の人に伝えようと、メモしておこうとしたんだ」と思い出し、メモをして白衣のポケットにいれました。後刻に事務職員に伝えることができました。

　音声や仕草の連想で、実行を忘れていたことに気がつく例もあります。猛暑の日、書斎でパソコン打ちこみのため2階へあがりましたが、そのと

き「アメ」を一つしゃぶります。一瞬なにかが頭をよぎりましたが湧いてきません。そこへ階下から家内の「セロテープ、出しっぱなしよ」の一声がありました。ふっと「出しっぱなし」の「〜っぱなし」が、「入れっぱなし」につながりました。

先日、車で旅行したとき「アメ」を運転席脇ボックスに入れ、帰宅後「入れっぱなし」でした。そのままだと溶けてしまうので出さなくてはと、何回か思い出しましたがすぐ忘れていました。

早速パソコン打ちを中断して、車から「アメ」を取りだし、居間のアメ缶にもどした（ⓦ-11）のは、いうまでもありません。

「もの忘れ」のメカニズム

ⓦ-Aタイプの「もの忘れ」は、合目的性作業実行の後作業、たとえば出勤準備中に病院自室カギをポケットにいれる、を欠落してしまうことが原因です。前の合目的性作業の終了忘れになっています。

モニター司令室レベルでみれば、合目的性作業実行中にさまざまな内・外刺激に対して「変化対応」や「優先選択」をしなければなりませんが、それをまとめる作業目標達成機能が若干低下していたともいえるのです。

また、「いま・ここ」の体験としてとらえれば、事柄が既知ゆえに記銘が受動的で弱く、近時記憶への保持が低下し、記憶素キー検索がゆるんでいる状態でもあります。受動的記銘とは、意識しないで自然に「いま・ここ」の体験を近時記憶として、保持へ移行している状態です。若年者はこれが充実しスムーズにおこなわれています。

高齢になると、記銘強度は弱く、記銘量は少なく、記銘速度も遅くなっています。言葉をかえれば、記銘範囲の間口が狭くなっているゆえ照合機能が低下し、記憶素キー検索が働きにくいのです。それが「もの忘れ」につながります。

ただし、記憶庫への保持はあり、記憶素キーの状況素や概念素をつかって「あのとき、あそこで忘れた」と推理し、「過誤調整」をすることができます。

ⓦ-Bのタイプが、「もの忘れ」の典型です。憶えているはずのものが、記憶素キーで記憶庫をいくら検索しても再生できないのです。これは明らかに、記憶庫内の保持に忘却がはじまっていることをあらわしています。

　なかでも、忘却しやすいものは、つぎのものです。遠隔記憶のうち、静的記憶論でいえば意味記憶が忘れやすいといえます。意味記憶は、記憶素キーの概念素3細分の意味素（年号、電話番号、名称、名前…）ですが、それは簡単に記号化し、忘れやすいのです。

　記号化するとあらゆるものに変換しうるので、特定しにくくなるからでしょうか。意味素の忘却を防ぐためには、これを目印素として紙などに記録しておけばよいとおもいます。

　一方、エピソード記憶や手続き記憶は忘れにくいといえます。本日の朝食は、憶えようともしない受動的記銘ですが、だいたいその日の夕、ながくて翌朝ぐらいまでほぼ再生できます。手続き記憶の毎日の運転、調理、畑仕事、勤務内容などは、その状況にはいれば円滑に再生し実行できます。

　この両者は記憶素キーでいえば、現実の状況素（場面素・情動素・手順素）と知覚素がつよく結合し、しかも反復記銘で保持が常時強化されており、忘却しにくいのでしょう。

　ⓦ-Cは浮動性作業が関与して「もの忘れ」に気がつく状態です。浮動性作業として一瞬のひらめきが、記憶素キーのあらゆる要素をめまぐるしくうごかして記憶庫を検索し、「もの忘れ」したことを確認します。

　実際に、「出しっぱなし」の音声素（視聴覚素の一つ）「〜っぱなし」が、そのまま物事を放置しているという意味素を抽出して「入れっぱなし」に連動しました。即座に、直前の視覚素「アメ」と相まって、過日のドライブを視覚表象素や場面素として照合するのです。

　無事、運転席脇ボックスのアメを取りだし居間のアメ缶にいれることができました。このように、浮動性作業を合目的性作業にやりなおせば、「もの忘れ」が解決できるといえます。

「もの忘れ」は、ある年齢に達すると防ぎようがありません。こちらを忘れないよう気をつければあちらを忘れ、あちらを忘れないよう気をつければこちらを忘れます。神出鬼没の「もの忘れ」モグラであり、忘れないようにと努力すればするほど、モグラ叩きになります。

　つぎの点は強調しておきたいのですが、「もの忘れ」は「気がつくこと」ができるということです。「〇〇を忘れた。おそらく、あのときあそこで忘れた。こういう状況だったので忘れた」と自覚し、大部分の「もの忘れ」を「過誤調整」によって再生できます。これが普通ボケ「もの忘れ」、の特徴です。

　とはいうものの、「忘れたこと」を気づかせる作業がないと、そのまま忘却から消去に移行するのも、これまた人の常といえるでしょう。

(2) 「ど忘れ」と「もの探し」

　ここでは、いくらか類似点のある「ど忘れ」ⓓと「もの探し」ⓢを取りあげます。

　「ど忘れ」からみると、それはある単語が喉元や口元まで出かかっているにもかかわらず、発語できないことです。直前まですらすら書けていた漢字が、なんの予兆もなく出てこなくなる状態です。

　「もの探し」とは、ある物事がその場にある（あった）はずなのに、「あれ、ここにない、あそこにもない、どこを探してもない」と、あわてふためいている状態です。

「ど忘れ」と「もの探し」のタイプ

　「ど忘れ」を2タイプ、「もの忘れ」を1タイプにわけてのべます。

ⓓ-A) 「直前および直後」のことを忘れたと不安になる

　直前の「ど忘れ」として、車キーをロックしたか、外出時に2〜3歩ある

きかけて玄関のカギをかけたか、の不安があります。

　旅先でつぎのようなことがありました。東京駅でキャスターバッグをロッカーにあずけ、身軽になって山手線に乗り、関東在住の義弟と待ち合わせの上野駅で下車しました。ホームを上り階段にむけて歩きかけ、ふとキャスターを手に引いていないことに気がつきました。

　「あれ、キャスターどうした？　いまの電車に忘れたのでは」と家内に言い、発車間際の電車に戻ろうとしました。「なに言っているの、東京駅でロッカーに預けたでしょ」と一喝され、「そうだった」と思いなおしました。10分もたっていない出来事です（ⓓ-3）。

　直後の「ど忘れ」として、自宅の1階で出張準備をしていて2階にあがりました。一瞬、なんのためにあがったのか、と迷いました。ふたたび1階におりて、衣類小物入れから靴下やハンカチを取りだすため、と合点しました（ⓓ-4）。

ⓓ-B）「直前までの確信」ができない

　これが典型的な「ど忘れ」です。これには、職場でいつもの看護師の名前が出てこなかったことがはいります。

　その他、いつぞや町内で住宅の新築がはじまっていたことがあります。数週間後に骨組みができ上棟式がありました。帰宅時そのことを家内に話そうとした途端、「骨組み」の単語が喉元でとまり、「ううっ」ともだえながら突然、「骸骨」と発声しました（ⓓ-5）。

　漢字の同音異義語が出てこないこともかなりです。外来患者でようやく対人交流に忍耐強くなった人がいました。カルテに「ジキュウリョクがついた」と書こうとして、急に手が止まりました。あれ「自給力だったか、違うな」とおもいつつ、出てきません。仕方なくカタカナで記載しました（ⓓ-6）。

ⓢ-C）「目の前のもの」が消えてあれこれ詮索する

　「もの探し」にはいります。医局でコーヒー用円錐ドリッパーを探した例

を話しました。

　入浴前リクライニングチエアにチョッキを置いたのですが、風呂あがり着ようとしたらそこになく、必死で探したことがあります。直前、宅配便の段ボールを2階に移動しており、それにもぐりこませたかと2階の納戸を探すがありません。ハンガーを見てもありません。20分後あらためて、リクライニングチエアの下をよーく視ました。ありました。リクライニングチエアと少しのすき間でくっついている足置き下に鎮座していたのです（Ⓢ-2）。

　ちょっと手直ししたことを忘れ、探したこともあります。某総合病院から予約していた人間ドック実施の通知が届きました。前回のデータを参考にしようと、それを入れたうす緑A4紙袋を取りだそうとしました。病院で自室所定の本棚を見ましたが、ありません。自宅に持っていったかと、書斎を探すがないのです。

　ふたたび病院自室のあらゆる棚を探すがありません。スタートの所定の本棚にもどり、目をこらして一つひとつ探しました。あった！　1年前、人間ドックのうす緑ファイルが2つになったことと他の資料も加わったことで、市販の大きなうす茶A4紙袋にまとめて入れていたのです（Ⓢ-3）。

　つぎのような「もの探し」もあります。ある日、家内が「けさの新聞に、神宮寺バイパス完成したとのっていたわよ」と言うので、「秋田さきがけ」記事欄を見ます。県南、県央、秋田市の記事欄を見ますが、ありません。「朝日」かもしれないというので、それも見ますがありません。もう一度「秋田さきがけ」を一緒に探すが、ありません。

　はっと、記事欄ではなく広告欄ではないかとの思いがはしり、探してゆくと県南頁の下3分の1に大きく、「神宮寺バイパス開通」とでていました（Ⓢ-4）。

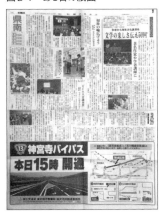

図2-1　ある日の紙面

（秋田魁新報社提供）

こんな大きな紙面に気づかなかったとは、我ながらおどろきました（図2-1）。頭で「記事欄、記事欄」と考え、新聞紙上半分にのみ注目し、下半分に目がとどかなかったのです。もちろん眼科的に視野狭窄はなし、でのことです。

「ど忘れ」と「もの探し」のメカニズム

「ど忘れ」と「もの探し」を一緒に論ずるのは、共通点がみられるからです。それは、両者とも合目的性作業を実行しつつ、つぎの手順が明白にできるとの予測記憶をもっていることです。これからおこりうることに確実性があれば、「いま・ここ」での心がまえは既知として、当然、記銘は受動的になります。

ところが、ふいに「それが出てこない、そのものがない」現実に直面します。一瞬のうちに未知とみまがう「いま・ここ」の体験として、既知か未知かを照合する記憶素キーが目まぐるしく検索をくり返しますが、正解がでてきません。

なぜ単語がでないのか、どういうわけでここに置いていたものがないのか、自動的に情動システムをうごかし、情動素の不安が生じます。両者とも、戸惑いの心理状態が類似しているのです。

つぎに、相違点をみます。「ど忘れ」は、いま出てこないといっても、浮動性作業をとおして概念素がその単語に相似したものをあれこれ巡らしています。看護師の名前が出ない例では、「古田さんか、吉田さんか」が浮動性作業として湧いていましたが、答えは「土田さん」でした。

なんらかの形で、正解のまわりを記憶素キーが検索しています。記憶素キー概念素のうちの表象素と意味素が類似語を検索しますが空転しているのです。これは前にのべたように、概念素はいくらでも変換可能ゆえ、「ど忘れ」（ⓓ-B）や「もの忘れ」（ⓦ-B）しやすいのです。いままでの静的記憶論でいえば、意味素は意味記憶であり、忘却しやすいといえます。

エピソード記憶や手続き記憶が「ど忘れ」しにくいことは、「もの忘れ」

でみたように、知覚素と状況素の結合がつよいからです。ただ、「ど忘れ」がないわけではありません。川端康成ですら『山の音』6) で、手続き記憶のネクタイ結び「ど忘れ」を描写しています。

他方、「もの探し」は、「ない、ない」とあせって、体が動き、現場や忘れてきたとおもわれる場所を探しまわります。が、おおかた徒労におわる行為です。はた目には、おろおろしている姿にみえます。

円錐ドリッパーはカップの上にあったし、紛失したチョッキはリクライニングチェアの直下にありました。神宮寺バイパス開通は新聞紙下半分に大きく広告としてのっていました。大部分が目の前にあります。

記憶素キーの知覚素や状況素が円滑に働かず、一時的に心理的視野狭窄になっている状態です。これらをモニター司令室でみれば、「変化対応」における適度の注意集中と分散が機能せず、ある場所に注意を固執しているためといえます。

「ど忘れ」と「もの探し」のメカニズムを記憶素キー検索の目でみると、合目的性作業を実行する事象が明らかに保持されているにもかかわらず、到達できないことです。

それは、記憶素キーで記憶庫の扉が開けられない「一過性照合障害」に陥っているといえるでしょう。それゆえ、記憶庫には保持されているので忘却とはいえず、時間が経過すれば、かならず解決できます。

(3)「間違い」と「身体機能低下」

普通ボケにはこれまでの「もの忘れ」「ど忘れ」「もの探し」のほかに、「間違い」や「身体機能低下」もあります。この2つは前述したものとくらべ、普段の生活でより多くみられる現象です。

「間違い」⑩とは、これまでスムーズにおこなっていた物事に、ちょっとした引っかかりを生じ、ミスしてしまう状態ですが、おおきな失敗にはな

りません。

「身体機能低下」ⓚとは、こんなことはなかったのにと気がつく、身体各部の徴候です。

「間違い」と「身体機能低下」のタイプ

「間違い」を2つ、「身体機能低下」を1つのタイプにわけてのべます。

ⓜ-A) 主に見る（読む）聞く言う

　見る間違いには、つぎのようなことがあります。朝食後の歯磨き時、歯ブラシに肌クリームニベアをつけようとしました。ニベアソフトのチューブは全体が白で字は青。歯磨きのGUMチューブはやや大きめで全体が白、字が緑。背景色にまどわされ字色の違いを見落としたのです（ⓜ-5）。

　志賀直哉は随筆『老廃の身』7) で、娘を雑誌社の人と見間違え、孫がちょこちょこ歩いてきてはじめて気がついた、と記しています。

　聞き間違いもよくあります。多飲を退院と聞き違えたし、テレビで財務大臣を外務大臣、先進医療を精神医療と、間違って聞いたことがあります（ⓜ-6）。

　この他、聞き間違いには、なにかの話を聞いているなかで一瞬の時間に聴きとる範囲が狭くなっている「聴野狭窄」というべきものがあります。ニュースで「国立競技場解体の予行をしている」の「予行」を聞きもらし、解体「本番」と理解するなどです。ことに若いアナウンサーの早口や、若者の絶叫調の歌などは、ほとんど聞き取れません。2〜3人から同時に話をもちかけられても、対応できなくなりました。

　言い間違いの例もあります。外来診察時、「(仮名)フジタジロウ」さんと呼ぶところを「フジタマコト」さんと間違いました（ⓜ-7）。

　これと似たものに読み間違いがあります。読売新聞「人」欄で、ある人が人類学のノーベル賞「リーキー賞」をもらったと載っていましたが、斜め読みして「キーリー賞」と読んでしまいました（ⓜ-8）。

かわったものに、身体感覚の雰囲気感知低下があります。診察時、いつのまにか後ろに看護師が待機しているのに気がつかなかったことです。

ⓜ-B) 主に手（書く）の動き

書き間違いには漢字の字体や単語があり、日常茶飯事になっています。

こういうことがありました。病棟診察室で不眠時処置に睡眠薬ベンザリンと書こうとしていたそのとき、隣の看護師が「先生の野草の話、ネジバナがいいですね」（病院会報随筆）とほめられました。ついついネジバナの話に身が入りながらカルテ記載も続けました。気がつくと、睡眠薬ベンザリンではなくネジバナと処方しているではありませんか（ⓜ-9）。

これを一歩誤れば、冷や汗ものの処方誤記につながります。

手の動きを取り違えた、手順違いもあります。看護室で同じ場所に電話機が2つならべてありましたが、受話器を取って番号をおしたとき、プープー鳴るのみでした。受話器を取った電話機とは別の電話機で番号をおしていました（ⓜ-10）。

朝一番のお茶を飲もうとして、病院自室で茶筒をあけ、その蓋に茶葉を適量とって急須に入れました。おわって、急須の蓋を茶筒にあやうくかぶせようとしました。おそらく読者の方なら経験があるでしょう。

ⓚ-C) 身体機能低下

ありとあらゆる身体機能にあらわれます。睡眠系ではテレビ時代劇を観ながらうとうとする、深夜トイレ覚醒時寝惚けて書斎の方向に行ったなどです（ⓚ-7）。

感覚系でも、視力や聴力低下が目立っているわけではありませんが、テレビが見にくく音声が聞き取りにくく、「間違い」の原因になっています。

味覚や識別覚の低下も経験しました。出張で上京中、昼食のため中華料理店にはいりました。中華饅頭「マントウ」をたべました。饅頭のなかに餡や肉はなく、うす味なので蜂蜜が用意してありました。1個目をモグモ

グと食べ、ちょっと固いところがあったな、とおもいながら美味しく食べました。

2個目に手をつけ、よくみるとマントウの底にうすい紙が張りついていました。心のなかで、「あれ1個目もあったのか。あの固いのは紙だったのか」と気がつきました。胃袋の中におさまったあとです（ⓚ-8）。

本や新聞紙の頁めくりに時間がかかったり、服のボタン掛けに手こずったり、巧緻なうごきも鈍くなっています。手先の麻痺はなくても、です。

運動・平衡系とみられるものに、仰臥ストレッチ時のこむら鈍痛、ときおり気がつく歩行時のふらつきがあります（ⓚ-9）。

この機能低下では予想外の事態として、ラーメン丼をお盆ごとひっくり返えしたことは、前述しました。

旅先で歩いているとき、つまずいて転倒したことがありました。春先のある観光地での話です。家内と住宅街の細い砂利路を歩いていました。いくぶん上り坂になっており、両側の家々から張りだした樹木の、梅のつぼみや椿の花をみながら、きれいだなと談笑しつつ歩いていました。

と、突然、前のめりに倒れました。「ばん」と音がしましたが、一瞬、なにがどうなったのか、わかりません。ズボン膝に砂利がつきましたが、手も地面についたため、メガネは大丈夫でした。よーく、地面をみると、小さなマンホールがわずかに頭をだしていました。どうも爪先が引っかかったようです（ⓚ-10）。

心肺機能系では、「よっこら、どっこいしょ」と気合いを入れ、リズムを取るようになったし、建物内で3階以上階段をのぼると息切れします（ⓚ-11）。

消化器系をみると、食べ物が歯の間にはさまったり、歯で舌や口蓋、唇を嚙み切ったり、咀嚼運動が低下してむせこんだりします。

泌尿器系も低下しています。夜中何回か尿意をもよおして覚醒するし、排尿時切れがわるく残尿感がでています（ⓚ-12）。

補足すると、「脳と身体」をおおう外接臓器としての皮膚も機能低下して

います。読者が経験している、皺、しみ（医学用語で肝斑（かんぱん））、肌のかさかさ（乾燥）など、すべて皮膚の加齢現象です。

「間違い」と「身体機能低下」のメカニズム

　ⓜ-Aは、知覚素が主になった間違いといえます。とりわけ、視聴覚素と意味素の混同がみられます。聞くでは、多飲（Tainn）を退院（Taiinn）、財務（Zaimu-）大臣を外務（Gaimu-）大臣、先進（Sennsinn-）医療を精神（Seisinn-）医療と聞き違えています。母音の重なりや一字違い、子音の一字違いが聞き分けられず、意味素が近似の単語に置きかえてしまうのです。

　人を呼ぶときに、名前を「フジタマコト」と間違えたのは、前日のテレビ時代劇「剣客商売」の主演「藤田まこと」が近時記憶に印象つよく保持されており、記憶素キーの聴覚表象素がそれを拾ったためです。

　雰囲気感知ができない例をこのタイプにいれたのは、雰囲気が知覚素の音声素や身体感覚素と結びついているからです。

　ⓜ-Bの手の動きによる間違いは、たとえば書く行為で視聴覚素が運動素をつかって手を動かすとき、手順素を間違えてしまうのです。

　「間違い」は、認知システムレベルでは「高次知覚」と「行為」のズレであり、モニター司令室レベルでは「変化対応」や「優先選択」の点検能力が散漫になっているためといえます。

　ⓚ-Cは、「脳と身体」機能そのものの低下であり、これは加齢の自然現象です。図1-4で示した「脳と身体」が、脳関連および身体関連とも機能低下しているのです。そのうえこの図でわかるように、認知システムも含まれています。

　とくに、階段最下段を踏みはずしたり、丼をひっくり返したり、歩行中突然転倒したりするエピソードは、運動・平衡機能や全身センサー（図1-4の外接臓器）の減弱だけとはいいきれません。認知システムの予測記憶に対する合目的性作業の準備不足、「いま・ここ」体験における記憶素キー知覚素と状況素の連携がギクシャクしていること、ともかかわっている

のです。

「間違い」はこれまでの「もの忘れ」「ど忘れ」「もの探し」とは異なり、直接的であれ間接的であれ「脳と身体」につながっているゆえ、「身体機能低下」と同列におきました。

この「間違い」には、状況を理解し会話をあわせようとして、かえって失敗してしまう現実があります。これは、自分の意思や意欲が、加齢による心身機能低下を無視して、これまでの青壮年期の自分でありたいと願っている、行き違いともいえます。

黒井千次も『老いのかたち』[8]で、「若かったころはなんでもなく出来たことが今は難しくなり、つい無理をして思いがけない失敗を引き起す」と述懐しています。

「脳と身体」は加齢による明白な機能低下があるにもかかわらず、「心（こころ）」は若いままであると信じているのです。そのアンバランスのなかでしっぺ返しをうけた結果が、「間違い」といえるでしょう。

3 ● 普通ボケ対処のヒント

普通ボケ対処法をのべたいとおもいますが、期待が大きすぎてもいけません。ここで提示することは、おそらく同年齢の方々であれば、自然に工夫している事柄です。特殊な、はっと驚くような対処法があるわけではありません。

普通ボケの出現を必要最小限におさえられるか、出現したときにどのような解決法があるか、にとどめざるをえません。普通ボケを消失させるとか治療するとかの方法はない、といってよいでしょう。ただ、1章で仮説した方法をつかって、いままでのボケ予防法とはちょっと違ったことを話したいとおもいます。

対処法を3項目にわけ、表2-1に示しました。各記号の番号は1・2節までの通し番号です。

合目的性作業を慎重に

この列の対処法は、「もの忘れ」ⓦ、「ど忘れ」ⓓ、「もの探し」ⓢ、「間違い」ⓜ、「身体機能低下」ⓚすべてに適用できますが、タイプによって慎重さの度合いはさまざまです。「もの忘れ」ⓦ-Aは、いざなにかを実行しようとして「忘れていた」や「忘れてきた」わけですから、「いま・ここ」でおこなおうとする合目的性作業の準備不足といえます。

出勤準備中に小物を上着やズボンのポケットにいれるとき、それのみに集中すれば病院自室カギやケータイ忘れは、防げたとおもいます。

なかでも、「いま・ここ」での合目的性作業終了が「忘れてはならないこ

表2-1　普通ボケの対処法

	タイプ	合目的性作業を慎重	浮動性作業の活性化	その他の対処法
もの忘れ	ⓦ-A 忘れた	ⓦ-1〜4 ⓦ-5〜7　注意集中		可視化、複数手段の準備、内言で確認
	ⓦ-B 再生不可			ⓦ-8, 9 目印素の可視化
	ⓦ-C ひらめき		ⓦ-10, 11	浮動性作業を可視化
ど忘れともの探し	ⓓ-A 直前直後	ⓓ-1 ⓓ-3, 4　能動的記銘		内言で確認 指呼で確認
	ⓓ-B 喉元まで		ⓓ-2　　現場を離脱 ⓓ-5, 6	
	ⓢ-C 目前紛失	ⓢ-1　　現場に集中 ⓢ-2〜4		
間違いと身体機能低下	ⓜ-A 見聞言	ⓜ-2, 3　　ゆっくり ⓜ-5〜8　　確実に		
	ⓜ-B 手の動き	ⓜ-1, 4　　慎重に ⓜ-9, 10		
	ⓚ-C 身体機能	ⓚ-1〜6　あせらず ⓚ-7〜12　あわてず		内言で確認

と」であれば、後述する内言ないし指呼で入念に確認します。その動作によって、ⓦ-Aや「直前・直後のど忘れ」ⓓ-Aがより減らせるでしょう。内言での納得は記銘を能動的にし、保持を強化します。

「もの探し」ⓢ-Cもこの列にいれましたが、これは物を見失った時点と場所に徹底してこだわることです。現場を離れず、上下左右前後斜め、あらゆる方向で探すことです。

角度をかえて、現場内の別のところに置いたのではないか、本と本の間にはさまってはいないか、矯（た）めつ眇（すが）めつみます。すなわち、心理的視野を柔軟にして現場での合目的性作業をおこなえば、紛失物の9割はそこにあります。

つづいて、「間違い」ⓜ-A・Bと「身体機能低下」ⓚ-Cにうつります。両者は認知システム「高次知覚」や「行為」、および「身体関連」にかかわる合目的性作業のミスといえます。この現象をはじめて体験したときは、「なんで、こんなことが」と戸惑いますが、加齢によるものだと内省ができれば、気が楽になり、対処法をみつけられます。

多飲を退院と聞き違えましたが、それはカルテ書きをいったん中断して看護師の話に正対すればよかったのです。出勤時に自宅階段最下段を踏みはずしましたが、これは白衣出しを忘れないようにと、湧いてきた浮動性作業に気をとられたためです。その時間の出勤準備という合目的性作業のみに集中していれば、しくじらなかったとおもいます。

ラーメン丼ひっくりかえし、なにかに引っかかっての歩行中突然の転倒、食事中のむせなどの「身体機能低下」には、あせらずあわてずに実行すれば、大部分が防止できます。

つまり、「いま・ここ」でおこなっている合目的性作業をなるべく一つに限定し、その終了をたしかめてから、つぎの合目的性作業にうつる、ということです。

1章でのべたように、この合目的性作業中に色々な雑念、「あのときはこうだった、今晩こうしよう、明日はこれをしよう、あの本は面白かった…」

が、おびただしく湧いてきます。いわゆる浮動性作業です。「いま・ここ」の合目的性作業が必要であればあるほど、この浮動性作業に囚われないよう注意しましょう。

浮動性作業の活性化

2列目にはⓌ-Cとⓓ-Bがはいりますが、これはいかなる方法で浮動性作業を活発にさせるか、に尽きます。

それには、浮動性作業を活性化させる環境に身をおくことです。浮動性作業は遍在性があり、いつでもどこでも浮かんできますが、合目的性作業が習慣化して意識せずおこなわれ、なるべく周囲に危険のない環境をえらびます。運転中にも湧いてきますが、そこでは集中しないことです。集中しすぎると運転が散漫になり、交通事故をおこしかねません。

ストレッチ体操、ウォーキング、トイレで沈思している、浴槽に浸っている状態で、私は浮動性作業が活発になります。とりとめのない雑談、無為の時でも浮動性作業は活性化します。静かに読書をしたり、音楽を聴いたりしてもよいとおもいます。

谷崎潤一郎は『陰翳礼讃』9)で、母屋の外におかれた昔の厠(かわや)が、「花鳥風月と結び付けて、なつかしい連想の中へ包むようにした」と記しています。

以上をもとにして、まず、Ⓦ-Cからみますと、それはなにかの閃きがきっかけで「忘れていたこと」を再生するゆえ、まさに浮動性作業の真骨頂です。

井上ひさしは『東慶寺花だより』10)で、「親孝行」の音声をきいて「孝義録」を思い出させています。

浮動性作業でなにを連想するかは予測できませんが、ふっと浮かんでもすぐ消失するので、大切なことであれば即座にメモしておくことです。

つぎに、ⓓ-Bの「ど忘れ」ですが、これは「もの探し」とは逆に、現場を離れることです。その場では「ちょっとボケて」と正直に言い、固有名詞は一般名詞におきかえます。看護師の名前がでてこなければ、「看護婦さ

ん」と呼べばよいのです。

　現場を離れるとは、空間的にその場所から離れると同時に、「いま・ここ」での記憶素キー類似語検索への注意固執を中止することもふくまれています。その後理由は不明ですが、別の合目的性作業中に、ひょいと浮動性作業として、「ど忘れ」が解消できるのです。

その他の対処法
　3列目をその他として、前述以外の対処法を六つにまとめました。
　一つには、目印素の可視化があります。ことに、予定や約束事として数十分から数時間後に実行しなければならない予測記憶は、「～しながら、ついでにこれも」とか「ちょっとあとで」の発想を捨てることです。
　これらは記憶庫内で一時保持にとどめおかれますが、「もの忘れ」しやすいのです。実行すべき合目的性作業は目印素を可視化、具体的にはメモ用紙に記載しておきます。このメモ用紙は、そこをかならず通る、もしくはその場所に常時接触する、動線上に置くことがポイントです。
　自宅ではトイレ前とか階段の途中とかです。私にはときおりポケットに手をつっこむ癖があり、メモが手に触れば注意を喚起します。病院勤務中は白衣ポケットが動線上になっています。
　上述の方法でⓌ-A・Bに相当数対処できます。目印素の実物である医薬品集や職員名簿、辞典を身近にそなえることも、動線上の可視化といえます。
　ひと言つけ加えますと、記憶素によって古代人が文字を発明し、意味のとおる文脈を考案した歴史的事実は、目印素の可視化として、人類史発展の補強材になったといえましょう。
　二つには、「もの忘れ」はおこりうるとの前提に、複数の手段を準備しておきます。実際の日常生活では、自然に複数の手段が準備されています。職場の自室カギは当直職員が管理していますし、小銭入れを忘れても財布に小銭入れが付いています。
　三つには、内言による確認です。発声はしませんが、合目的性作業の終

了時に目標が達成されているか、心のなかで自問自答するのです。誰もいなければ、低音で外言（独り言）してもよいとおもいます。

　小学生時代電車に乗ったときのことを思い出しました。運転席後ろに立っていましたが、運転手が人差し指を各機器にあてて「よし」（指呼）といいながら点検し、そのあと「出発進行」と高らかな肉声で発車していました。この動作です。

　もっとも、内言を外言化したとき、音量が徐々に高くなる傾向があり、周囲に白い目でみられかねませんので、気をつけましょう。

　四つには、家族の忠告や叱咤は謙虚にうけいれることです。これらにいちいち腹をたてて感情を高ぶらせるのではなく、「もの忘れ」や「間違い」をみなおす激励ととらえ、能動的記銘に利用します。

　感情的反応は、ときにいらいらさせて若いころより短気になりがちですが、ここはお互いさまとしてサラッとかわし、暢気にかまえましょう。くれぐれも短気高齢者にならないように。

　五つには、入力のもとである記銘量をしぼることです。既知で「いま・ここ」の体験であっても、記銘量をしぼります。新たに記銘したいことは、受動的ではなく、能動的記銘にします。記銘を能動的にするためには、既知・未知を問わず、新鮮なおどろきと好奇の目で、その事象を微に入り細にわたり観察する心がまえをもつことです。

　六つには、憶えておきたい事項は何回も反復して記銘します。この記銘反復は保持強化に連動します。これらによって、記銘の間口が狭いにもかかわらず、普通ボケの年齢であっても、深く、濃く、既知・未知を記憶庫に保持することが可能になります。

　いままでのべてきたことを実行すれば、普通ボケはかなり対処できるとおもいますが、いかがでしょうか。

　ところで、高齢期になって普通ボケがでにくい方も、少数例あります。

　家内の友人の例を紹介したいとおもいます。彼女は、元来おっとりタイプでゆったりした方ですが、物事を一つ一つ確実にこなす人生をおくって

きました。すでに高齢期にはいりましたが、「もの忘れ」や「ど忘れ」、「もの探し」がめったに生じないとのことです。いま、「合目的性作業を限定し、それが終了してからつぎにうつる」といいましたが、この方はすでに若いときから身につけているため、普通ボケが目立たないのでしょう。

この逆もあります。若い頃からおっちょこちょいで、うっかりミスの多い方です。外出時玄関の戸締まりを忘れたり、大事な通帳をゴミ箱に捨ててしまったり、という話を聞いたことがあります。高齢期のそれと異なることは、必ず気がついて「過誤調整」ができ、同じ失敗をくり返さないことです。明朗活発で、記憶力抜群の方が多く、もちろん普通ボケではありません。

心身機能低下からみた普通ボケ

これら普通ボケの状態を、モニター司令室レベルにおきかえると、どのようになるでしょうか。それは、「変化対応」と「優先選択」の低下によって合目的性作業が中途半端で、当面の目標達成が不十分の状態であり、症候群にたとえると「一過性作業目標達成不全症候群」といえます。

普通ボケを心身機能低下として、1章4でのべた〈自分としての身体〉ならびに〈生体としての身体〉からみなおしてみます。

心（しん）機能低下は、「もの忘れ」「ど忘れ」「もの探し」の3つです。これは、モニター司令室点検能力のうち「変化対応」「優先選択」の劣化、および認知システムの主として記憶の低下をあらわしています。

身（しん）機能低下は、「間違い」と「身体機能低下」がはいります。このうち、「間違い」は認知システムの高次知覚と行為の連携不足、「身体機能低下」は図1-4の脳・神経機能と身体関連の減弱といえます。

そして、これらの心身機能低下はすべて〈生体としての身体〉の範囲であり、加齢という生命原理にもとづいて徐々に朽ちつつあるわけです。しかし、それを自覚し、なぜ失敗したかを洞察する〈自分としての身体〉＝心（こころ）は、加齢によっても元気なのです。

〈自分としての身体〉は健全なのに〈生体としての身体〉は衰えている、その不均衡が普通ボケとなって曝けだされている、とおもわれます。

　老いると青壮年期のようにスピーディにエネルギッシュに、「脳と身体」をつかえなくなります。若かりし頃の、目から鼻に抜けるような頭の回転はできませんし、聖徳太子の豊聡耳はもてないのです。
　普通ボケの対処法とは、「いま・ここ」の合目的性作業を慎重におこなうこと、その結果、スローライフを肝に銘じて毎日の習慣をつくりかえてゆくこと、に外なりません。

第3章
病的ボケの現実

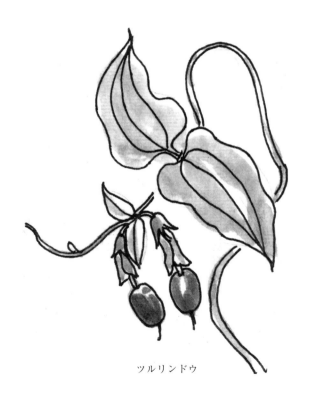

ツルリンドウ

1 ● 医学の対象です

　病的ボケは、医学用語で認知症というとのべました。本節で病的ボケの医学面を概観し、2～4で病的ボケに特徴的な認知症状を記述します。そのなかで、1章で仮説した各概念をつかって説明できないか、検討したいとおもいます。
　本章と次章で疾患としての認知症を取りあげますが、本書の趣旨からいって医学的説明は必要最小限にしました。

(1) 疾患としての病的ボケ

病的ボケの診断基準

　病的ボケは疾患であり、以前は「痴呆」といわれていました。
　認知症(病的ボケ)の一般的定義は、「いったん正常に発達した知的機能が、なんらかの脳病変によって低下し、日常生活や社会生活に支障をきたす状態」です。
　これではあまりに漠然としており、厳密な診断基準につぎの2つが通用

表3-1　診断基準

	ICD-10	DSM-IV-TR
記憶の障害	新しい記憶の低下、重症は過去の記憶も低下	新しい情報の学習低下、以前の情報の想起低下
判断・手順の障害	判断、思考、遂行能力の低下	実行機能(計画や組織化など)障害
高次脳機能障害	基準にないが、コメントはあり	失語・失行・失認
意識障害	意識混濁がないこと	せん妄経過中のみに現れるものではない
行動・精神症状	情動易変、易刺激性、無感情など	付加的に行動障害や精神症状
日常生活や社会生活	日常生活の遂行に障害	社会的または職業的機能に障害
持続期間	6カ月以上持続	記述なし

するようになりました。ひとつは国際疾病分類1)のICD-10、もう一つは米国精神医学会2)のDSM-IV-TRです。これを表3-1に示しました。

記憶や判断・手順の障害、日常生活や社会生活の障害は2つに共通しています。

行動・精神症状（後述しますが認知症によって生ずる精神科的症状）は、ICD-10にはきちっと、DSM-IV-TRには付加的に載っています。

高次脳機能障害はICD-10にはありません。この高次脳機能には、認知システムの高次知覚・行為・言語・計算がはいり、それらの障害で、失語・失行・失認があらわれます。これらは、神経心理学の分野であり、詳しくは田川皓一編の専門書11)にゆずります。

持続期間はDSM-IV-TRにはありません。

このように2つの分類には、若干の差異があります。

では、認知症を呈する疾患にはどのようなものがあるのでしょう。概略を表3-2にまとめました。脳・神経機能の症状ですから、大部分は頭蓋内疾患ですが、全身疾患の代謝性・中毒性疾患もあります。表3-2はあくまでおおよその認知症疾患を取りあげただけで、これ以外にも種々あります。

経過からみると、急性や亜急性で、治療によっては治りうるものもあります。

認知症の四大疾患

ところが、残念なことに現在の医学では治癒が困難で症状が進行し、徐々に末期にむかう一群の認知症があります。代表例は表3-2

表3-2　認知症を呈する疾患の概略

頭蓋内疾患	1. 変性疾患：アルツハイマー型認知症、レビー小体型認知症、前頭側頭型認知症 2. 脳血管障害：血管性認知症、慢性硬膜下血腫 3. 頭部外傷 4. 脳腫瘍 5. 正常圧水頭症 6. 感染症：脳炎、髄膜炎、神経梅毒
代謝性疾患	1. 内分泌疾患：甲状腺機能低下症、低血糖 2. 腎不全：尿毒症、透析脳症 3. 肝障害：肝性脳症 4. 低酸素血症 5. ビタミン欠乏症：VB_1・VB_{12}
中毒性疾患	1. アルコール依存症など精神作用物質 2. 薬剤因性：抗精神病薬、気分安定薬、抗うつ薬、抗パーキンソン薬など 3. その他：鉛、水銀、一酸化炭素、ヒ素

表3-3 四大認知症疾患の比較

	アルツハイマー型認知症	血管性認知症	レビー小体型認知症	前頭側頭型認知症
発病	緩徐	突発性	緩徐	緩徐
中核症状	記憶や見当識障害、高次脳機能障害	記憶障害、失語・失行	記憶、見当識障害	初期は記憶障害目立たず、判断の低下や常同
行動・精神症状	礼節はあるが、もの盗られ妄想など	人格は保たれる	初期は抑うつ、生々しい幻視	人格変化あり、衝動性や反社会性
神経症状	初期は目立たず	発症部位の脳神経症状	パーキンソン症状	初期は目立たず

のうち、変性疾患（神経細胞自体に病変ができるもの）のアルツハイマー型認知症、レビー小体型認知症、前頭側頭型認知症と、脳血管障害にともなう血管性認知症です。

アルツハイマー型認知症は、若年型アルツハイマー病と（旧）老年痴呆が合体したものです。これは神経原線維変化や老人斑が、海馬、側頭葉に好発する病態です。数十年前は血管性認知症が圧倒的でしたが、画像診断の進歩によりアルツハイマー型認知症の割合が最多になりました。

血管性認知症は、発病要因に脳血管障害（脳出血、脳梗塞、くも膜下出血）が先行します。といって、脳血管障害イコール認知症になるとは限りませんので安心してください。それよりも、これにアルツハイマー型認知症を後発する場合のあること、元々のアルツハイマー型認知症に脳血管障害の脳梗塞や脳出血の合併があることです。これら両者の合併を混合型認知症と呼びますが、意外に数のあることがわかってきました。

レビー小体型認知症は、我が国の小阪憲司[12]が病理所見から提唱しましたが、近年増加の一途をたどっています。「レビー小体」という封入体が大脳皮質や脳内各部の神経細胞内に蓄積します。とくに認知症状をともなうパーキンソン病（小刻み歩行、筋肉のこわばり、手指の震え、無関心や無表情）について、最近レビー小体型認知症にふくめる考え方がでています。

前頭側頭型認知症は、前頭側頭葉変性症の一つのタイプです。この疾患は、精神活動を支える前頭側頭葉の大脳皮質が萎縮するため、初期には記憶障害が目立たず、行動・精神症状が早くからあらわれます。

　これらを認知症の四大疾患とすると、多い順にアルツハイマー型認知症→血管性認知症→レビー小体型認知症→前頭側頭型認知症になります。この四疾患を比較したものを表3-3にのせました。

　本書では以上を考慮して、本章および次章であつかう認知症の症状や病期、それに対する医療・看護・介護は、主として四大疾患をもとにしました。

(2) 症状は心身全体に

　認知症の症状は全経過をみると、中核症状、行動・精神症状、身体症状がさまざまな軽重をともなって出現する、脳病変を中心にした全身疾患と把握したくなります。それを図3-1にあらわしました。各症状の内容は表3-4に載せてあります。

中核症状の基本3項目

　第一に、中核症状について記します（表3-5）。これは認知症の基本症状

図3-1　認知症の症状と病期

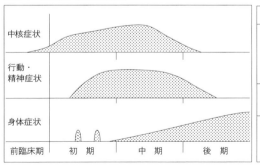

表3-4　認知症の症状内容

	内　容
中核症状	記憶障害 見当識障害 判断・手順障害 高次脳機能障害
行動・ 精神症状	精神症状 行動異常
身体症状	ADL身の回り障害 ADL起居・移動の障害 遷延性意識障害

表3-5 中核症状

	内　　容
記憶障害	近時記憶、即時記憶、予測記憶　遠隔記憶
見当識障害	時間、場所、人・物
判断・手順障害	変化対応、優先選択、過誤調整
高次脳機能障害	失語、失行、失認

であり、これがないと認知症とはいえません。診断基準の記憶障害、判断・手順の障害、高次脳機能障害がはいりますが、それに加えて、精神医学の教科書にはかならず記載されている見当識障害もいれました。ことに、記憶障害、見当識障害、判断・手順の障害の3項目は、不可欠です。

記憶障害について簡単にのべます。記憶については、近時記憶・即時記憶・予測記憶・遠隔記憶の4つにわけました。近時記憶と遠隔記憶障害は、普通ボケで指摘したように健常者でもみられる症状です。

認知症にとって重要な記憶障害は、即時記憶障害であり、その顕在化は認知症診断の一つの目安になります。直前の出来事を保持していないため再生できず、「忘れた」ことすら思い出さないのです。予測記憶障害も認知症の指標になりますが、これが現れると、本日なにをするのかの日課を忘れ、ぼんやりと過ごしてしまいます。

遠隔記憶障害も徐々に明白になり、確実に憶えているはずのものが浮かばなくなります。遠隔記憶のなかで、知覚素の視覚素要素である漢字形態素は残存し、介護施設の壁に貼ってある標語「花より団子／老いては子に従え／石の上にも三年」はスムーズに読める方がいます。概念素は崩壊しているので、意味はわかりません。神経心理学的に感覚性失語症といってよいかもしれません。

そうはいうものの、情動体験とむすびついた懐かしい思い出（遠隔記憶）は、断片的ですが再生できる方が多いのです。これは後述の、個人史を活用した「語りを傾聴」にもつなげることができます。

見当識障害は通常、時間→場所→人・物の順にあらわれます。時間の見当識がおかされると、昼夜の逆転がみられ、季節や季節感が理解できなく

なります。

　時間の見当識障害と予測記憶障害は一見重複していますが、前者は時間感覚全体が、後者は具体的スケジュール記憶が低下することであり、細部ではちがいます。

　場所の見当識障害は、ここがどこであるか、どんな所なのか、わからなくなる事態です。無目的の徘徊があらわれ、ときに行方不明となって大騒ぎになります。

　人・物の見当識障害は、初めは遠方の孫とか甥や姪を忘れ、徐々に娘や嫁を忘れ、ついには配偶者を忘れます。意外に憶えているのが、親と兄弟姉妹です。そのうえ、人物のみならず周囲の状況、たとえば木・草・川なども把握できなくなるため、人・物に「・」をいれました。

　見当識障害を「いま・ここ」体験でみると、この時間・この場所・この人・この事物のなかで、自分と周囲との関係がとらえられず、自分がなにをなすべきか、当惑していることです。航海中の船舶にたとえれば、無線機のない時代に羅針盤がこわれて漂流している、異常事態といえるでしょう。

　判断・手順の障害をのべます。これは前述したように、モニター司令室と同義と考えてかまいません。そのなかの「変化対応」「優先選択」の障害は、普通ボケにすでにみとめられると話しました。問題は、「もの忘れ」が頻回に生じたとき、それを「もの忘れ」として「洞察的心」が自覚し、「過誤調整」できるかどうかにあります。

　認知症になると、この「過誤調整」ができなくなるのです。言葉をかえると、周囲が注意しても「過誤調整」を気づかず、「もの忘れ」をしていないと主張すれば、認知症の第一歩がはじまっている、といえます。

中核症状の計算問題

　認知機能検査の一つに、簡単な計算問題として「100から7引いて」を連続させるものがあります。「100 − 7」はたちどころに93と大部分の方が答

えます。これは100の1桁目0を10とし、指10本から7を引けば、ただちに知覚素が3本とイメージできるからです。しかも100から10をもってきているわけですから、2桁目は90になっており、93と即答できます。

つづけて、「それから7を引くと」と問うと、「うーん」と言ったきり、なかなか回答がでてきません。ある人は、107、97、87と7をくり返します。

このつまずきには、記憶素キーの減弱がありそうです。「100−7」は知覚素としての指10本から7を引けば3しか残らず、引いたのですから100より繰り下がった90だ、と直感できます。

それなのに「93−7」は、指の視覚表象素がつかえず、計算のスタート93の1桁3から7は引けず、「さあ、どうするか」となります。常識的には、93を分割して、頭の中で「80＋13−7」か「83＋10−7」とし、それぞれ「80＋（13−7）」か「83＋（10−7）」と結合し、一時保持しています。

この分割と結合の数学計算法則を忘れているのです。とくに13から7を引くは、一の位が「3−7」となり、またまた頭が混乱します。健常者であれば、7にいくつ足したら13になるか、その答えが「13−7」の答えだと暗算でわかっていますが、認知症の初期後半になるとできません。

仮にそこまで思考がすすんでも、計算式の前項が80だったか83だったか、一時保持が欠落しています。

すなわち、「計算」力の低下という即時記憶障害があるだけではなく、概念素加減法則および十進法繰り下げの劣化があるのです。

行動・精神症状

第二に、行動・精神症状についてのべます。これは、周辺症状や随伴症状、あるいは『痴呆の行動と心理症状　BPSD』13)といわれ、出現する人と出現しない人がいる、とされてきました。この症状は他の精神疾患でも生じます。

しかし、私の臨床経験では、進行性の認知症四大疾患においては、不可

避の症状である、と考えられるのです。呼称が統一されていませんが、ここでは「行動・精神症状」と表記します。この具体的内容は3と4でのべます。

本章の記述として、中核症状にくらべ行動・精神症状に頁を多くさきますが、これは認知症の医療と介護の現場にかかわる人々にとって、差し迫った課題だからです。

認知症の身体症状

第三に、身体症状ですが、初期にはせん妄がときおり出現するくらいです。それを半楕円で示しました（図3-1）。その後、ADL身の回りやADL起居・移動の障害、遷延性意識障害など、全身の障害に拡大します。これらの身体症状は、他の身体疾患でもあらわれます。詳しくは、次章の「認知症後期の医療と介護」でのべます。

これらの症状から、認知症の特徴を的確にあらわしているものは、中核症状と行動・精神症状であり、その2つをあわせて「認知症状」とし、以後ときおり使用します。

なお、1節の題をわざわざ「医学の対象」としたのは、つぎの理由からです。病的ボケは普通ボケと異なって、原因があり、特有の症状と経過をたどり、治癒困難なタイプでは特徴ある脳病理所見を示します。それゆえ、病的ボケはれっきとした臨床医学上の疾患ととらえる必要があります。

ところが往々に、病的ボケの初期を普通ボケと混同して、あれは「とぼけているせいだ。歳をとったせいだ」と軽く考え、家族、身内はもちろんのこと、一般臨床医のなかでも、真剣に向きあわない事例が散見されるからです。

病的ボケの症状は、臨床医学の基本である「周囲の同情と助けの対象となる身心の苦痛」をあらわしています。さらに、現代医学的方法論では治癒しない持続性進行性の認知症については、治療「therapy」のギリシャ語原義にある「テラペイア」の多義性、「世話、看護、いたわり、奉仕」の「介

護＝広義のケア」が要請される病態だからです。

2 ●中核症状は必須

　中核症状（表3-5）の具体例をあげます。症状内容は臨床経験にもとづいていますが、プライバシーに配慮して、認知症の老人を支えている架空のS家を設定しました。認知症を最初にA、2年後にBが発病した話です。
　ただし、2〜4まで初期から中期全体の認知症状に焦点をあてたため、診断名は特定せず、各エピソードの病期や持続期間も考慮していません。記述は、ある日の日課形式をとりました。

S家の状況
　S家の家族構成をつぎのようにしました。A 85歳は、X年認知症と診断された、元公務員の年金生活者です。介護している妻B 82歳も、年金生活。BもX＋2年発病しています。X年はすべての基準年です。
　建築会社を定年退職し夜警員をしている長男C 61歳と、スーパーにパート勤務の嫁D 58歳、会社勤めの孫息子E 30歳、OLの孫娘F 23歳をふくめ、三世代6人家族です。Aにはこの他、近在に実妹H 75歳、関東圏に嫁いだ娘G 55歳がいます。
　季節は初秋、9月上旬のある日。括弧内はおおよその症状名としました。「――」は介護者の、「……」は本人の内言です。

初秋の頃
深夜から起床まで　　ゴソゴソ音がするので妻Bが目を覚ますと、Aは服を着て外出の準備をしています。「どこに行くの」と聞くと、「朝なので、役所に出勤する」（時間の見当識障害）と言います。時計をみると午前2時で外は真っ暗です。

手慣れた妻も服を着て懐中電灯をもち、「では一緒に行きましょう」と、手を引いて屋内を歩きます。10分歩きまわったところで、本人は「疲れたので今日は役所、休む」と言い、ふたたびベッドにもぐりました。
　普段は6時の起床ですが起きられず、7時にずれ込みました。Bが声をかけて起こし、洗面所に連れて行きますが、鏡の前に突っ立ったまま、なにもできません（予測記憶障害）。
　妻の、「ヒゲ剃って、顔を洗うんでしょ」とのうながしで、ようやくヒゲを剃りだします。声をかければ、洗面はほぼ正確にできます。
　──妻B、あせらず、ゆっくり介護ね。

朝食から昼前まで　　嫁の作りおいた朝食を2人で済ませます。夜勤の長男はまだ帰らず、嫁、孫息子と孫娘はすでに家を出ています。
　朝食後、テレビのニュースやドラマを観ていますが突然、「おれ、朝飯、食べてないぞ」（即時記憶障害）と言いだしました。いつものことで妻は、「はいはい、いま用意しますよ」とやさしく答え、茶碗に少量のご飯をだします。
　──妻B、なんでこんなこと、わからないのかしら。本人は不安で一杯
　　　なのかしら。
　ふいに、「おかしい、息子たちはどこに行った。ここ、おれの家か」（場所の見当識障害）とも疑いだします。タイミングよく午前10時過ぎ、嫁から定期の安否確認電話がはいり、本人を電話口にだしました。「おお、Dか。うん、ご飯おいしかった」と嫁を気づかいます。ちょうどその時、夜勤をおえた息子Cが眠そうな表情で帰宅しました。本人、「そうか、C、帰ってきたか。やはりおれの家だ」と安心しました。
　──妻B、嫁にはかっこいい言葉かけて、わたしには知らんぷりね。
　……A、嫁Dはいいやつだ。いつも電話くれる。
　午前11時過ぎ、市内在住の高校同窓生K雄が訪ねてきます。「そろそろ、同窓会をしようか」と切りだしましたが、A、どこかぴんときません。はっ

と気がついたように、「おまえ、Nか」と、小学校同級生の名前（遠隔記憶障害、人物の見当識障害）を言います。K雄はびっくりしてしまいました。

妻Bは「そういうこと」と、目配せしています。K雄、「わかりました、これからは別の人に幹事になってもらいましょう」と、笑いながら席を立ちました。

昼食から夕方まで　　昼食は妻が本人と息子の分を作り、正午過ぎ3人で食べました。妻は息子に「真夜中に役所、行くと騒いで…」と、面白おかしく報告します。「わたし寝不足なので、午後おじいちゃん、よろしくね」と頼みました。息子も「わかった。まかせてくれ」と、こころよく引きうけます。本人は、にこにこしながら2人の会話を聞いています。

昼食後、本人Aと妻Bは自室で午睡します。妻は安心したのか熟睡し、30分後本人が起きたのも気がつきません。

目がすっきり冴えたAは、息子へ「いつもの本屋に行ってくる」と一言して、外出します。午後1時ごろです。息子も心得たもので、「気をつけてな。暑いので帽子、かぶれ」と送りだしました。これまで40分前後にもどってきたので「まあ、おそくとも2時過ぎには帰るだろう」と、頭に描いていました。

——息子C、まだまだボケていないぞ。大丈夫じゃないか、と安心する。

それなのにこの日、3時が過ぎ、3時半になっても帰ってきません。妻も息子も、これは異変がおこったとおもい、本屋まで行く道順をたどりながら、探しあるきました。途中、道路工事中の場所があり、迂回しなければなりません。

「これだ！」と直感し、妻も息子もそのあたりを四方八方手をつくしました。すると、ちょっと外れた小路の縁石で休んでいるAを発見。声をかけると「アハハ、アハハ」と笑うのみです。どうして迷ったのか、理由を聞いても答えられません（場所の見当識障害）。本屋にはたどり着けなかったようです。

──息子C、やっぱりだめか。どうして迷ったとき電話で知らせないんだ。
 ──妻B、こちらの心配はまったく気にしないのね。怒らない、怒らない。
 ……本人A、なんか、道おかしかったな。木陰で休むため、横道にはいっただけなのに。なんで、問いつめるんだ。

 路傍では、どこからともなく、チンチロ、チンチロ、チンチロリン、とマツムシの音色が涼しげに響いていました。

 大事に至らなくてほっとした息子は、夜10時の出勤に備えて、「まず、寝かせてくれ」とベッドにもぐり、爆睡にはいりました。帰宅していた孫娘Fは祖母と父の苦労に、「大変だね」と同情しています。

 夕食から就寝まで　　Bは、夕方5時過ぎに帰ってきた嫁Dに午後の出来事を報告し、嫁が買ってきた食材で夕食を作ります。

 午後6時半の夕食は、孫息子は飲み会で遅くなるとのことで、5人で団らん。今日一日のことをみんなで笑いながら話しています。魚料理ですが、Aは陶製中皿のサカナ絵柄にも箸をつけようとしました（失認）。周囲はクスッと笑いますが、そっとしています。

 本人は団らんの輪に加わらず、ニュースを観ています。孫娘Fが国連で日本の総理大臣が演説しているのを観て、「あっ、○○首相」と言ったところ、「いや、あれは吉田総理だ」（近時記憶障害または人物の見当識障害）と、頑なに言い張ります。

 急に、「今日、鬼平犯科帳あるはずだが、おかしいな」とさかんに首をひねっています。妻が、「きのう観たでしょ」と言っても、「いや今日だ」（近時記憶障害）と主張をまげません。

 ……A、テレビ局が忘れたんじゃないか。

 風呂は、Aの唯一の係としてまかせています。夕食がおわる7時半ごろ、Aは風呂場に行って、お湯の蛇口をひねりました。大体20分で浴槽にたまるので、その時間帯を家族が注目しており、本人が忘れているときは声かけします。

午後8時前、Aが「たまっている。入るぞ」と言うので、妻も「では介助しましょう」と風呂場に付いて行きました。と、浴槽から湯気があがっていないのです。妻が手をいれると、水でした。本人に問いただすと、「お湯だ」と断定します（物の見当識障害ないしは判断・手順の「過誤調整」不能）。仕方がないので、からだはお湯で洗い、浴槽は水風呂につかってもらいました。

　——B、なんでこんなに頑固なのかしら。でも、もともと固い人だったわ。事実を突きつけても、わからないなんて。ますます、石部金吉になったわ。

風呂からあがって服を着るときも、新しいパジャマには手をださず、古いものを着ようとします（判断・手順の「優先選択」障害）。「もう1週間も着ているので、今日はこれを着ましょう」と、妻はやや強制的に腕をとおしました。

　……A、なんでこいつは、押しつけるんだ。おれは自分の服が着たいんだ、もう。

午後9時半、Bはくたくたになりながら A と自室に入り、床につきました。

　——妻B、毎日こうでは、体がいつまでもつかしら。とにかく、頑張らなくちゃ。

夫の寝息を聞きつつ、妻も眠りに入りました。

これらの中核症状は、一つが単独で生じるのではなく、相互に重複して出現しているのです。そのため、日常生活にさまざまな失敗や摩擦がでてきます。

それを、周囲が証拠をみせて訂正をうながしますが、本人は納得できません。家族の目でみると、説得不能のお手上げ状態といえます。当人は一見ケロッとして、毎日をおくっているのです。

3 ●精神症状は多彩

　ここでは行動・精神症状のうちの精神症状を記します。この具体的内容は表3-6です。それを、「妄想と幻覚」、「知覚錯誤」、「情動障害」にわけて取りあげます。括弧内はおおよその症状名です。「――」は介護者の内言。

(1) 妄想と幻覚は身近で

S家の状況

　X＋4カ月になり、Aの症状は進行していました。もはや妻Bのみでは介護できず、嫁Dはパートをやめ、一緒に支えています。季節は厳冬期の1月です。

厳冬のある日

深夜から起床まで　その日の深夜、はっと目を覚ましたAは、となりに寝ている妻Bを起こし、「ネズミやネコが走りまわって、うるさくて眠れない」と言います。「童衆（わらし）っこが段ボールに隠れていた。追い払ったら外に逃げた」とも騒ぎます（ありありとした幻視）。念のため、妻が部屋の窓をあけ、凍りついた外を見まわしますが、なにもいません。本人、「なんと、逃げ足の速いやつだ」と。

表3-6　精神症状

	内　容
妄　　想	もの盗られ妄想、取り替え妄想、捨てられ妄想、嫉妬妄想
幻　　覚	同居人・物幻覚、幻視・幻聴・幻触・体感幻覚
知覚錯誤	人・物誤認、作話、人形現象、鏡現象、テレビ現象、幻の実家、実体的意識性
情動障害	無表情、無気力、無関心、意欲減退、抑うつ、不安、くどい訴え、常同症、焦燥、軽躁、情動失禁、精神運動興奮

——妻B、いよいよ頭がこわれてきたのかしら。

　その後は問題なく寝ており、妻もほっとしてうとうとします。午前6時に起床し洗面所に連れて行きますが自ら洗面はできず、妻が付きっきりで介助します。本人、ヒゲ剃りをいやがり、まだらになっています。

　突然、「頭が虫だらけでむずむずする。ちょっと見てくれ」と言うので頭髪をえり分けますが、昨夜の風呂で洗髪したきれいな頭皮です。「フケもないし、どこにも虫、いないですよ」と妻は否定しますが、「いや、虫だ。おまえ目わるいな」（寄生虫妄想か幻触）と言い張るので、かゆみ止めの軟膏を塗り、ようやくおさまりました。

　——B、そうね、かゆいのを虫と言っているのね。

朝食から昼前まで　　朝食がおわり薬を飲ませて、妻Bがひと息ついていると、居間で本人Aが嫁Dに怒鳴っています。「ここに置いてあった本がない。おまえ盗ったな」（もの盗られ妄想）と叫でいます。Dが本を探してわたすと、「おまえ、隠していたな」と、怒りは続いています。

　いつものことなので妻も嫁も、「はいはい」と軽く受けながし、午前中の仮眠をすすめました。

　——嫁D、どういうわけなの。これまでは優しい舅だったのに。

　Aはベッドに横になろうとしましたが急に、「ベッドに女が寝ている、だれだ」と叫び、「3カ所から煙がわいて、蛇が2～3匹這っていた」（同居人・物幻覚）とも言い足します。

　なだめすかして、ようやくベッドに横にさせましたが、またまた大騒ぎになりました。「この掛け布団、おれのじゃない。柄も匂いもちがう。Dが実家にはこんなだ。パジャマもおかしい。いままで着たこと、ないものだ」（取り替え妄想）と言いだすのです。

　あまりに汚れているので、妻が新しい布団カバーとパジャマに替えただけなのですが、本人は布団の柄もちがっていると頑なで、嫁が実家のものと取り替えたと確信しています。

――嫁D、なんでわたしが悪者になるの。心のなかは怒りで煮えくりか
　　　えっていますが、抑えて抑えて、と洞察的心が自制をうながします。
　真正面から反論するとかえって興奮するので、あきれた嫁は買い物に外
出しました。

昼食から夕方まで　　昼食は打ってかわって和やかに食べ、妻と自室で午
睡します。早く目覚めた妻は、町内会の用事で5軒先の幹事宅に出かけま
した。
　Aはその30分後に覚醒しました。ちょうど、地区担当の保健師が病状観
察に訪れたところです。本人、最初はボーッとしていましたが、ふいに、
「B、どこに行った。あいつ、Tといちゃついているな」と怒りだしました。
びっくりした嫁が近所に電話をかけ、呼び戻します。
　Bは凍りついた道を転ばないよう注意しながら、そそくさと帰ってきま
した。Aはそれでも腹の虫がおさまりません。妻に近づき服をクンクン嗅
ぎ、「やはり、Tとやってきたな」（嫉妬妄想）と手をあげようとします。そ
ばにいた保健師と帰宅していた息子Cが仲裁にはいり、Bを別室にうつし
ました。Aの興奮が鎮まるまで世間話をしました。
　　――妻B、もうわたしまで疑いだして。これまで、耐えに耐えて人生お
　　　くってきたのに、頭にきたわ。
　本人、にこにこ笑って話にのっていましたが、徐々に不安な顔つきにな
り、「あいつ、どこに行った。さては、またT宅に出かけたな。よし、家に
いるか電話してたしかめるぞ」と言い、受話器を取って自宅の番号をまわ
しました。プープー音の話し中であり、保健師に「これで証拠、つかんだ。
Tと連絡しているぞ」と、怒り心頭に達しています。
　　――嫁D、やっぱりボケね。自宅の電話機で自宅に電話したらどうなる
　　　か、わかっていないんだから。
　気をきかして保健師が、別室で休んでいるBのところに連れて行き、A
は落ち着きを取りもどしました。

夕方、なぜかそわそわして玄関を出たり入ったりします（夕暮れ症候群）。サンダル履きで外に出ますが滑りそうになり、隣家までは行けません。「隣から面白くない話が聞こえて、腹わるくて」（被害的幻声）と言います。

雪降りの先日は午後5時ごろ、玄関先で隣の家にむかって大声で、「殺してやる」と叫んでいました。

夕食から就寝まで　　午後7時、6人そろって夕食をとります。日中の騒ぎで家族はほとほとに疲れ、黙りこくって料理を口にはこびました。気まずい雰囲気のなか孫息子E、「おれ、アパートに住むよ。もう契約した」と一方的に宣言しました。

　——妻Bや嫁Dは、心のなかで「そろそろ、どこかに入院させるしかないのね」と自問していました。

　——C、そうか、Eもいらいらしていたか。この機会に独立、いいぞ。

そこへ、関東在住の娘Gから電話がきました。嫁Dが電話を取った後、Bにかわりました。Bは小声で今日の出来事を報告します。娘がAと話したいと言うので、本人に受話器をわたしたところ、「おうおう、Gちゃんか。元気か。おれも元気だ。大丈夫だよ。毎日散歩してら」と、明るい声で応対したのです。むすっとご飯を食べていた表情とは、別人のようです。

Bがふたたびかわって電話口にでると、娘Gは「なに、とても元気じゃないの。みんなで、あれこれ言うから、いら立つのでないの。Dさんに、もっと優しくするよう、お母さん言って」と話します。母は「そうじゃないの、わたしにもDさんにも相当妄想がすすんでいるのよ」とやや声を高めて諭しますが、娘は事態をのみこめません。

長男Cも電話口にでました。「どうもこうもじゃないぞ、これ以上、我慢できないよ。それならおまえ、預かってみろ」とけんか口調になり、憤慨したCはガチャと受話器をおきました。

本人は、黙々と食事をしています。

　——妻Bと嫁D、外づらがいいんだから。なぜ、Gはわかってくれない

の。なぜ、Aは遠くの人や保健師さんに愛想がいいの。
　──息子C、妹はボケの介護、まったくわかっていない。

　これらの妄想や幻覚については、さまざまな認知症専門書で考察されており、ここではのべません。
　ひと言つけ加えると、それらの対象が、身近でかかわりのある人や物になっていることです。この点については、次章の1で検討します。

（2）別の世界に

　精神症状のうち、表3-6の知覚錯誤を取りあげます。

S家の状況

　AはX＋4年となり、介護老人保健施設（以下、老健）入所3年たち、89歳になっていました。2年前にBも発病し、現在86歳。半年前から奇妙なことを語るようになり、その話をします。家族は息子C65歳と嫁D62歳の3人暮らしです。季節は晩秋のある日。「──」は介護者の、「……」はAやBの内言です。

晩秋の頃

起床後の洗面　　嫁Dが姑Bを起こし、洗面所に連れて行きます。洗顔し、鏡をみながら化粧をしていますが、どこかちぐはぐです。顔をしかめたり、手で頬をたたいたり、鏡の後ろをのぞいたりするのです。Dが「どうしたの」と声をかけると、Bは「これ、わたしの顔じゃない。誰だろう」と、さかんに自分の顔を見ながら、首をひねっています（鏡現象）。
　──嫁D、自分の顔が自分でないなんて、どういうシンケイになったのかしら。

朝食から昼前まで　　朝食後、仮眠をすすめますが寝る様子もないので午前10時過ぎ、嫁DはBを連れてAが入所中の老健施設に行きました。車で20分のところにあり、2階の認知症棟にいます。棟内に入りAを見つけて手をふりますが、まったく関心を示しません。Bが「ジイチャン。わたしよ」と夫の名前を言いますが、Aはぴんとこないようです。

　Dが、「ほら、あなたの奥さんよ」と念をおしますが、「こいつは、別人だ。顔はババそっくりだが、ちがうな。こいつは偽物だ」（人物誤認－㋐）と真顔でいうのです。Bはぷりぷり怒りだしました。

　……A、誰が、おれのところへ来たって。なんだか変なひと連れてきて。
　──嫁D、この間実妹Hさんと面会したときは、よくわかって喜んでいたのに。自分の妻を忘れてしまうなんて。
　……B、せっかく見舞いにきたのに、なによこの人。

　つづけてA、曰く。「それ、ここのみんな、おれの小学校同級のN郎（男性）だ。あのエプロンをかけたヒゲ面のやつも、看護の制服を着ている女性も、N郎の変装だ」（－㋑）という始末です。

　そこにスタッフが寄ってきて、Aはときおり「あの背の高い人は、特殊メイクした自分だ」と言い、「あの方の顔をつねって、けんかになるんです」（－㋒）と苦言を呈しました。嫁Dは顔を赤くしながら平謝りです。AもBも話が行き違い、嫁Dは汚れ物を新しい物に替えて、30分で切りあげました。

　帰途、道路脇にススキがなびいていました。それをみてBは、「おかしいな。稲刈りおわったのに。こんな道端に稲をほったらかしにして」（物の見当識障害）とつぶやいていました。

昼食から夕方まで　　昼食後、昼寝のため自室にこもりましたが、部屋からぶつぶつ独り言が聞こえます。いつもの孫にかんする作話です。姑Bは、「孫息子E（枕を指して）が私のところにきて、ボク、小学校行ったら先生に叩かれて痛かったよ」と、目の前であったかのようにDに話します。

　──嫁D、孫の話をするときは、かえって落ち着いているわ。でも息子

Eは30歳過ぎて会社勤めなのに、可笑しいわね。
　……B、本当にこの孫はいい子ね。なんでも話してくれるんですもの。
　孫は枕だけではなく、ときにクマやウサギのぬいぐるみ（人形現象）にかわります。1週間前は、通院先の病院にクマの孫を連れて行きました。そこで、主治医にぬいぐるみをみせながら、Bは「今日、ボクも病院に行きたいよ、と言うので連れてきました。Eという名前です。素直な子です」と紹介していました。
　「夜中にチュウチュウいうので、なんですかと聞いたら、オッパイ、オッパイですって。わたし、オッパイでるのよ、アハハ」（空想的作話）と楽しそうに笑います。嫁は主治医に、「孫を大切にするあまり、姑はベッドの端にしか寝ないんです。いまにも落ちそうで」と注釈します。

夕食から就寝まで　　夕食をおわると、Bは落ち着かなくなります。ときおり玄関に行っては、「ジイチャンが帰ってきている」（実体的意識性——人がそこにいるように感ずる症状）と言い、戸をあけようとします。内鍵をかけているのに気がつかず、ガタガタさせています。
　折から、町内会回覧板を近隣のTさんがもってきました。すると、「わぁ、ジイチャンだ。よく帰ってきたわ。ジイチャン、はいって」と、手をとって玄関のなかに入れました。Tさん、「ちがうよ、バアチャン。ちがう、ちがう」と何回も言いますが、Bは夫Aと信じこんでいます。
　Dが、「ジイチャンは朝、会ってきたでしょ。ほら、ススキがあった施設で」と説得しますが、Bは「あの人、ジイチャンじゃないわ。この人が本当のジイチャンよ。わたしのこと知らないって、言ってたでしょ。あのひとがTさんよ」（－㊃）と一歩もひきません。Tさんは嫁Dと話して、早々に退散しました。
　午後7時過ぎ、テレビ名画劇場「七年目の浮気」があり、にこにこしながら観ています。テレビにむかって手を振ったり、問いかけています。ちょうど、マリリン・モンローのロングスカートが、地下鉄排気口から吹き上

がる風に、あおられる場面でした。ふいに、本人もスカートをパッとまくり上げました（テレビ現象）。息子Cと嫁Dはびっくりして、お互い目で笑ってしまいました。

　——息子C、あんなに上品で、みんなが一目おいていた母だったのに。

　午後8時、入浴を済ませ、2階の自室に連れて行き、就寝の準備をします。すべてに嫁Dが付き添います。午後9時、Bは寝息をたてだしました。ほっとして嫁は退室し、居間で夫Cと今後のことを話します。

　そろそろ夫の出勤時間の午後10時です。そこへ、服に着替えたBが、風呂敷になにやら包んで居間におりてきました。息子Cと嫁Dの前に真面目な表情で座り、手をついて、「長らくお世話になりました。わたし家に帰ります」と言いました。

　……B、ここはわたしの家でないわ。ぜんぜん温かくないもんね。

　息子C、「なに、お母さんの家だよ。もう60年以上住んでるじゃないか」と言いますが、聞きいれません。Bの実家は県内でも遠方にあり、すでに実兄は他界し甥の代ですが、甥も都会に永住し、実家は取りこわされています。

　「いや、実家に帰らせてもらいます」（幻の実家）と頑なに言うので、嫁D「わかりました、一緒に行きましょう」と、気をきかせました。息子Cも「じゃ、おれも行こう」（事実は、出勤）と、3人で家を出ました。夜風はひんやりして、長袖でも肌にしみます。

　途中でCと別れ、BとDは30分ちかく歩き、Dの見込みで「さあ、実家につきました」と断定して、自宅に戻りました。Bを自室に誘導し、歩き疲れた本人は、バタンキュと寝てしまいました。

　——嫁D、本人のいう実家って、どんなイメージなんでしょう。誰にも叱責されない、抱っこしてくれる母親のいるところかしら。

　多様な症状をならべました。とくに人物誤認を詳しくみると、㋐カプグラ㋑フレゴリ㋒自己分身㋓相互変身－症候群とおもわれます。最近ではそ

れに鏡現象、テレビ現象、同居人・物幻覚などをふくめて、妄想性同定錯誤症候群14) と称するようになりました。

　これらはある対象（人、物、状況）を知覚するとき、間違って（錯誤）同定し、歪曲して訂正不能のまま周囲に表出する状態、といえます。

　もの盗られ妄想や取り替え妄想、嫉妬妄想も、そのような観点からみれば、妄想性同定錯誤症候群の範疇と考えてよいかもしれません。いずれにしろ、上述の妄想形成には中核症状と、その人独自の性格や個人史が関与している、とおもわれます。

（3）ぼんやりもくどい訴えも症状

　精神症状のうち情動障害（表3-6）についてのべます。それには情動にブレーキがかかって抑制的になる状態と、不安定で落ち着きを失う状態とがあります。前者には無表情、無気力、無関心、意欲減退、抑うつ、後者には、不安、くどい訴え、常同症、焦燥、軽躁、情動失禁、精神運動興奮がはいります。

<u>S家の状況</u>

　S家では、X＋6カ月にAを精神科認知症病棟に入院させました。その半年後、病状が安定して老健に入所しました。入所時、娘Gはもはや反対しませんでした。Aは老健で1年を過ごし、87歳になっていました。

　すでに孫たちは自立し、孫息子EはX＋4カ月市内のアパートに、孫娘FはX＋1年24歳で結婚し、県外に去っています。

　3人暮らしで家庭はひさしぶりに、平穏を取りもどしました。

　ただ、Bが1年前から介護疲れのためか寝込むことが多くなり、84歳のこの頃（X＋2年）、精神的変調が目立ってきました。

　Bの精神症状を、情動障害にしぼって記します。季節は8月の暑い日。「──」は介護者の、「……」は当人Bの内言です。

盛夏のある日

深夜から起床まで　現在は、姑Bと嫁Dが襖ひとつ隔てた2階の部屋で寝泊まりしています。Bは何回かトイレ覚醒があり、ときに別の方角に行こうとしますが、気がついたDが部屋に連れ戻します。

　起床後、目はパッチリあけていますが動きはぼんやりしたままなので、洗面所に手を引いて行き、洗顔させます。介助しないとぼーっとしたままです（無表情・無気力）。ちょっと指示すれば、歯磨き、洗顔、化粧はできます。

　──嫁D、もうすこし自分でやったらいいのにね。
　……B、なにかやらなくちゃ、とおもうんだけど、浮かんでこないわ。

朝食から昼前まで　以前は朝食後、食器洗いや洗濯、掃除、夫Aの世話で、座るひまもないくらい働いていました。いまはただちに自室にこもり、表情に活気がなく、テレビや新聞を見るでもなく（無関心）、ソファに座りっぱなしになっています。嫁Dがうっかりしていると、窓を閉めきったまま冷房もいれず、蒸し暑いなか水分も取りません（意欲低下）。

　──嫁D、熱中症にならないよう気をつけましょう。

　夜勤をおえた息子Cが帰宅します。ひと眠りする前、Bに生活の張りをもたせようと、同伴散歩を日課にしています。蝉がジンジン鳴いている町内を、Bに歩調をあわせていると、10分もたたないうちに日傘をとおして本人の、「年金、年金、年金…」という独り言が聞こえてきます。

　Cは「この間、お母さんの分、家内が銀行でおろしてきたでしょ」と話しますが、呪文のように「年金、年金…」をくり返しています（くどい訴えないしは常同症）。何回も説明しますが、かえって不安な表情になります。

　──息子C、丁寧に言っても、まったくわからない。こんなにくどい母ではなかったのに。
　……B、Cはどうして銀行に連れてってくれないの。わたしの年金で生活も潤ってるのに。

昼食から夕方まで　　午睡後、急に「夜のご飯、わたしがつくるわ」と張りきりだしました。冷蔵庫をあけて野菜を取りだし、うきうきしながら包丁をうごかしています（軽躁状態）。「おばあちゃん、やらなくてもいいわよ」と嫁Dが注意しますが、聞く耳をもたないのです（抑制欠如）。味噌汁をつくるといって鍋に、ジャガイモ、キャベツ、味噌をたっぷり入れます。

「あっ、洗濯もしなくちゃ」と洗面所に走ります。洗濯かごの汚れ物を洗濯機に入れますが、スイッチをどう押すかでうろうろしています。

嫁Dがはっと気がついて台所に行くと、先ほどの味噌汁鍋からこげ臭いにおいがもれていました。Dはカッとなって、「おばあちゃん、なにもしないで」と大声をあげました。Bは、むっとして自室にこもってしまいました。

　　——D、朝とはおお違いね。ぼんやりも困るけど、張りきり過ぎはもっと困るわ。

　　……B、Dのことを思って手伝っているのに、なんでわたしの気持ちがわからないの。がみがみ怒鳴って。

嫁D、「そういえば、夕食の材料、魚がまだなかったわ。買いに行かなくちゃ」と気がつき、助手席にBを座らせ、夫Cの運転で3人そろってスーパーに出かけました。店に到着後、CとBは車内で待機しました。

突然、Bは不安そうに「D、どこに行ったの。どこ、どこ、どこ」とCに聞きます。「そこで買い物してるよ」と息子がスーパーの建物を指さしますが納得せず、徐々にCの左腕を叩きだしました（見捨てられ不安）。息子は説得をあきらめ、叩かれるままにしていました。

　　——C、嫁が蒸発してしまったかのような不安があるのか。

20分後、ようやくDが袋2つをかかえて車にもどりました。「考えたら、明日のパンもなかったし。つい時間を取って、おばあちゃん、ごめんね」とBに謝ります。BはCの腕叩きを、ようやく止めました。C「なかなか戻ってこないので、こんなに腕、赤くなった」と、笑いながら左腕をみせます。

　　——嫁D、手まであげるようになったのかしら。わたしなら我慢できずに爆発したでしょうね。

自宅に帰ってなにを思ったのか、「孫娘、幼稚園に行ったか。Fちゃん、幼稚園に行ったか」と、くり返すようになりました。Dは「孫Fちゃんは去年結婚して県外に出たでしょ」と優しく語ります。Bは「それ、孫じゃないわ。孫、幼稚園にいるのよ。迎えの時間でしょ」と主張して譲りません。
　……B、なんと薄情な両親。自分の小さい児の心配をしないで。わたし迎えにいっちゃおうかな。

夕食から就寝まで　夕食が一段落して、茶碗洗いもおわり、3人でテレビを観ていたところ、理由はわかりませんがつぎのことを話しだしました。「ここにくる際、礼もせず、実家の両親にお金も払わずにきてしまって、後悔しています」と、目にいっぱい涙をためています（情動失禁）。
　「実家の場所も番地もわからず、どうしたらいいの。死ぬに死ねませんよ。わたし馬鹿になって、なにもわからなくて、世話になった実家の人に失礼したままで」と、切々と息子に訴えています（不安、抑うつ）。
　――息子C、ここに嫁きたのはもう半世紀以上前なのに、いまごろ思い出すとは。でも、金も払わずなんて、どこか記憶が変だな。
　Bをなだめすかして、自室のベッドに寝かせました。蒸し暑さがのこっており、ゆるく冷房をいれました。Dは家事の続きをするため、部屋を出ます。すると、10分もたたないうちに「Dさん。Dさーん、行かないで、行かないで」と叫びだしました。あわてでもどったDは、そばに座って手を握ってあげました。うとうとしだしたので、音をたてないように離れました。
　それでも5分とたたないうちに、「Dさん。Dさーん」とふたたび声をあげます（取り残され不安）。Dがふたたび部屋にはいり、背中をさすってあげると、安心したのかスヤスヤと寝息をたてはじめます。
　そーっと立って洗面所に行き、残りの洗濯をしました。いつものこととはいえ、Dの心身は、ボディブローのように疲労がたまっています。
　――嫁D、姑Bさんが舅Aさんを介護していたときも、こんな気持ちだ

ったのかしら。なるほど、介護するって大変だわ。それにしてもお父さんの時は、県外のGさん頻繁に電話してきたのに、お母さんの時は知らんぷりね。

　情動障害は、その部分だけをみれば了解可能であり、本人の不安や意欲を理解できます。これらは、ともするとうつ病、軽躁病、不安障害、その他の精神疾患に誤診されます。
　とはいうものの、認知症必須の中核症状があるため周囲の状況と照らし合わせるとズレがあり、認知症の精神症状と判断できるのです。ある面、健常な対応ともいえるので、介護者と当人双方にストレスがたまります。
　これら介護者の悩みと認知症者本人の苦しみについて、家族や本人の記録『痴呆の人の思い、家族の思い』15)、作品では有吉佐和子『恍惚の人』16)、青山光二『吾妹子哀し』17)などがあります。
　精神運動興奮についてのべませんでしたが、この症状は単独に出現することは少なく、もの盗られ妄想や嫉妬妄想などに付随して、なにかの行為で家人の忠告や叱責をうけたときの抗議として、生じます。その内容はつぎの行動異常で記します。

4●行動異常は状況に左右

　行動異常を内容によって、不適切、不潔、無目的、危険、攻撃的の5つにわけました（表3-7）。この区分は便宜上であり、不適切や不潔行為が危険に直結することもあ

表3-7　行動異常

	内　　容
不適切	その場にそぐわない行動、偏食、多買、重ね着
不潔	着たまま、オムツいじり、放尿、弄便、異食
無目的	徘徊、収集癖、仮性作業、独り言
危険	弄火、無謀運転、飛び出し、刃物振り回し
攻撃的	暴言、暴行、叫声

ります。

(1) どうしてそんなことを

　ここでは前3者を、S家B85歳（X＋3年）の行動異常として記します。季節は梅雨の頃です。Aは88歳で、老健2年になりました。

梅雨のある日
深夜から起床まで　　深夜、嫁DがBの隣室で寝ていると、どこかでゴトゴト音がします。Bの部屋をのぞくと、Bが畳を箒で掃き、そのあと電気掃除機をかけています。濡れているようなので臭いをかぐと小水です。どうもお漏らしをして、あわてて掃除をしたらしいのです。
　——D、おばあちゃんが掃除すると、かえって汚れがひどくなるのにね。
　それにしても、別の臭いもただよっています。押し入れからです。Bに断ってあけると、ティッシュにくるんだ糞塊が2～3個ありました（不潔行為）。Bが言うには、「あなたの手間をとらせないため、片付けておいたのよ」と。D「ありがとう、おばあちゃん。もう寝ましょうね」と、Bをベッドに誘導しました。
　——D、午前中、Bの部屋をきちっと掃除しなくちゃ。

朝食から昼前まで　　ゴミ出しの日は朝食前、Bに担当させていました。本日はゴミ収集日ではないのに、なぜかサンダルを履いて出しに行き（不適切行為）、あわててDが取りもどしました。
　病気前は食が細く、朝食は味噌汁と干もの、おひたし程度でしたが、この頃は朝食に必ず刺身とスルメを食べるようになりました（偏食）。それも適量ではなく多量です（多食）。Dは買ってきたスルメと刺身を、別の冷蔵庫に隠して制限しています。
　——D、あれほど健康に気をつけて、サプリメントを沢山飲んでいたのに。

……B、おかしいな、冷蔵庫に刺身とスルメないなんて。

　日課に午前中、ナスとキュウリ畑の水やりがありました。今日の天気は雨の予報になっており、本人が畑にむかうころポツリポツリ降りだしてきました。Dが「おばあちゃん、雨だから、きょうはやらないでいいですよ」と声をかけますが、Bは断固「やってきます」と、出かけて行きました。

　10分後本降りになり、Dが迎えに行き「早く、家に」と、うながしました。B、「わかったわ。いま入りますね」と答えたあと、脱兎のごとく走りだして玄関を通りすぎ、土足で自室にかけ込みました（不適切行為）。「だめだめ、長靴ぬいで」のDの声も、むなしく宙に舞いました。

　……B、Dさん、なんでこわい顔してるの。早く、と言うので飛びこんだのに。

昼食から夕方まで　　午睡後、BとDはスーパーに買い物に行きます。Bが「支度してくる」というので待っていると、夏服のうえにカーディガン、セーター、コートまで着こんでいます（重ね着）。Dが「気温が高いので、少し脱ぎましょう」とすすめますが、コートを脱がせるのがやっとでした。

　スーパーでは、本人にも買い物を分担させていますが、最近は刺身やスルメだけを買ってしまうので注意しています。支払いもできることはまかせていますが、お札だけで済ますため、財布が小銭だらけになっています。

　帰路、雨もあがり道路両側の田んぼは緑一色で、稲の生育は順調です。Dにほんのひととき、やすらぎをあたえる光景でした。

　自宅にもどったDは、午前中にやり残したBの部屋掃除をおこないます。押し入れをあけると、折り込み広告、トイレットペーパーの残り、食事で残したスルメや刺身、Cがお土産で買ってきたチョコレート（収集癖）、それらに混じって糞塊2〜3個あり、じめじめした季節と相まって独特の臭いでした。

　——D、もともと倹約家だったので捨てがたいのかしら。それにしても食べ物と糞塊が一緒とはね。

押し入れの汚物をたんねんに処理し、消臭剤を吹き付けました。衣装箱は、下着と上着がごちゃごちゃになっています。それをきちんと畳んで所定の場所にしまい直しました。気がつくと1時間経過しています。
　——D、いやーまいったわ。これからは2日おきぐらいに点検しないとね。
　階下におりると、Bの手になにやら付いています。流し台には食器用布巾が乱雑におかれています。Bに聞くと、「おなかすいたので、少しおやつ、食べました」と満足な顔をしています。冷蔵庫をあけると、買ってきた生魚、ひき肉の袋がちぎられ、中身がでていました。野菜入れをみると、キュウリや小松菜も引きちぎったあとがあります。
　「どうしたの」とDが問いただすと、B「おいしかった」と笑うのみです。どうも生の魚と肉、野菜を、手づかみで食べたらしいのです（異食）。口や頬に赤い色が付いていますが、それを食器用布巾で拭いたとおもわれます。フロアにもそこここに赤いものを拭きとった痕跡があります。「これ、なんで拭いた」と聞くと、「それ」と食器用布巾を指しました（不潔行為）。
　——D、食あたりしなければよいけれど。
　ガス台には沸騰しているヤカンから蒸気があがっています。蓋がとれているので中をのぞくと、なんと靴下がグツグツ煮立っています。Bは、「ほら、畑に行って汚れてしまったでしょ。それで煮沸消毒しましたよ」（不適切）と、すまし顔で言います。
　——D、どういうこと、これでも清潔感があるのかしら。
　……B、Dの手をわずらわさないように、消毒したのにね。Dさん、うかない顔してるわ。

夕食から就寝まで　　夕食後はここ1カ月、そわそわ落ち着きません。何回となく玄関の戸をがたがたさせます。外に出られると危険なので、すでに本人では解錠できない内鍵をつけました。それでもBは、2階に昇ったり、1階に降りたり、玄関に行ったり、風呂場や他の部屋に行ったり、無目的に歩きまわっています（徘徊）。

かれこれ1時間続きますが、疲れたころをみはからって入浴。洗身や着がえを介助して、ベッドに臥床させました。Dがそばに付き添い、20分後に寝息が安定してきたので、そっと部屋をはなれました。夫Cは夜勤のため出勤しました。

　午後10時を過ぎていました。Dにも1日の疲れがでて、ふっと眠気がおそいます。居間や各部屋の電灯を消し、Bの隣室で横になりました。夢の中で音を聞いたような気がしましたが、目覚めることなく朝まで熟睡です。

　翌朝午前6時、Bを起こしに行ったところ、ベッドにいるはずのBがいません。あけ放たれた押し入れをのぞくと、ごっちゃになった衣類に埋もれてBが眠りこけていました。深夜のゴソゴソは、衣類をいじってごった返しにした音でした（仮性作業）。

　──D、自分なりに衣類を整理しようとしたのかしら。やっぱり、毎日
　　点検しないとだめね。

　不適切、不潔、無目的行為は、明らかに中核症状と関連があります。それは、ある場面を切りとれば間違ってはいませんが、日常生活のかかわりでとらえると、家族の目には行動の異常とうつります。

　一つだけ、Bの「夜中の尿漏れ掃除や糞塊隠し」を取りあげます。本人にとって「これは失敗した」と羞恥心がわき、早く片付けなければとの一理ある判断が働きました。畳の尿は箒で掃き、糞便は押し入れに片付けることによって、おわったと安心します。

　この結果を健常な目でみると、汚れ物を掃き、汚物を押し入れに隠す行為は、汚れを一層拡大することといえます。一般に汚染が発生したときは、それ以上拡がらないように限局化をはかるのが常識です。

　認知症をわずらうと、周囲の状況にあった対応ができずにちぐはぐとなり、介護者は「どうしてそんなことを」と、頭をかかえてしまうのです。

（2）当人も周囲も困惑

　行動異常でこの上なく介護が混乱する、危険および攻撃的行為についてのべます。危険なそれには、火の不始末（弄火（ろうか））、無謀運転、屋外飛び出しをいれました。これに刃物を振りまわす事態になると、危険きわまりなく警察の介入することもあります。攻撃的なそれには、介護者への暴言、暴行、叫声をいれました。

　この行動異常が出現すると、家庭内での介護は困難となり、場合によっては精神科認知症病棟入院か老健認知症棟入所を考えざるをえなくなります。

S家の状況

　X年、認知症と診断をつけられたAの行動・精神症状は、悪化の一途をたどっていました。その間、息子Cは関東在住の妹Gと大げんかしました。娘Gは、母Bや嫁Dの介護がわるいためではないか、とさかんに責めたて、嫁は不眠症になって一時実家に避難しました。

　X＋5カ月県外からかけつけた娘Gに、通院先の主治医がかみくだいて病状と今後の見通しを説明しました。現状は専門医がみても家庭介護は困難なこと、外来治療も限界にちかいこと、もつれた糸をほぐすには一時的にでも物理的距離をとったほうがよいこと、精神科治療薬の増量には治療環境のととのった場所が必要なことなどです。

　近くに住むAの実妹Hも、「遠方にいてはわからないですよ。ときどき、兄さんみてるけど、認知症重いですよ。お母さんや嫁さん、倒れる寸前ですよ」と説得し、娘Gもしぶしぶこたちに任せざるをえませんでした。

　X＋6カ月、Aが精神科認知症病棟に入院するきっかけになったある日の出来事を、つぎに記します。季節は、残雪があちらこちらに固まって、朝夕冷え込みのきびしい早春3月です。

早春の頃

深夜から起床まで　真夜中に目がさめると、隣のベッドに妻Bがいるにもかかわらず、「おーい、おーい」と呼びかけます。妻Bが目覚めないと、音量は高まり、1階で寝ている嫁たちにもとどきます。

　　——嫁D、いつもの遠吠えがはじまったわ。おばあちゃんにまかせよう。

朝食から昼前まで　朝食後、ちょっとした隙に外にでて、隣の家にむかって「Dのドロボー、あいつはドロボーだ。ドロボー」(もの盗られ妄想による精神運動興奮)と大声で叫びます。車がとおりますが、見知らぬ運転手にむかって「バカ野郎！」と暴言を吐きます。

　　——嫁D、その声をきくと耳をふさいでしゃがみ込みます。気持ち、抑えて、抑えて。

あわてて妻Bがかけつけ、無理矢理連れ戻しました。すると、「おれ、正しいことやってるのに、なんだ！」と怒って台所から包丁を持ちだし、妻を追っかけ回しました。たまたま夜勤をおえた息子Cが帰ってきて、力ずくで取りあげました。

　　——B、よかったわ、ちょうどCが帰ってきて。嫁Dに110番してもらおうかとおもったわ。

「父さん、散歩してこよう」と、ところどころ凍っている通りに連れだしました。ゆっくりゆっくり歩きながら、Cが「あまり大声はださないでな、父さん」と静かな口調で諭します。Aも「わかった」と、徐々に感情が鎮まります。途中、町内の知人Tに出会うと、「いやー、寒い日だな。元気か」(嫉妬妄想の対象者ですが、ケロッと忘れ)と笑いながら挨拶していました。30分して帰宅。

　　——C、場面をかえると、静かになるのに。なんでカッとなりやすいんだ。
　　……A、寒いのに、どうして連れだしたんだ。でもTさんに会ってよかった。

本人、疲れたといって自室に引っ込み、臥床します。BとCとDが居間

にあつまり、妻B「そろそろ、入院お願いしなくちゃ」と額をあわせて相談します。嫁Dは、「でも、県外のGさん、わかってくれるかしら」と不安な表情をみせます。

　Cは、「おれが責任もつ。1カ月前の主治医の説得もわからないなら、ほんとに父を妹のところにおいてくるよ」と、固い決意でDを安心させました。Bも、「Cさん頼んだわよ。このままだと、事件や事故になりますよ」と、息子Cに賛意を示します。

　3人で話しこんでいると、2階からきな臭いにおいが漂ってきました。びっくりしてCとDが階段を駆けあがると、部屋中もうもうと煙っており、畳の一角で火が燃えています。「どうした」と口をそろえて聞きますと、「寒いので、たき火した」(弄火)と平然と答えます。

　畳が一部黒焦げになり、燃え残りをみると、通帳とそれにはさんだ万札でした。数えると7枚ありました。3人ともこれで腹を決めます。「明日、病院に行こう。夜勤は休む」と、Cが言いました。

　――C、万一火でもだしたら、近所にえらい迷惑だ。

　……A、下でなにか話しているので、呼ぶのわるいと思って、暖をとったのに。

昼食から夕方まで　　午睡後、居間でテレビを観ていました。ようやく静かになったと家族一同ほっとして、それぞれの持ち場にもどりました。なにごともなく過ぎていましたが夕方ちかく、なにをおもったのか「ストーブの燃えがわるい」とつぶやき、椅子をもちだして煙突を外しだしました。Cが「危険だ。やめて」と制止ました。

　……A、おれ、ストーブ修理はお手のもの。おまえなんか、なにもできやしないのに。

　一刻も猶予できないと息子Cは決断し、病院に電話をいれ、明日の入院を予約しました。2週間前の受診時、入院案内のパンフレットをもらっていたので、BとDは入院時持参の衣類や洗面具を準備しはじめました。

そのあと、15分もたたないうちに灯油の臭いが鼻につきました。Cが居間に行くと、燃えている石油ストーブに、Aが灯油を注いでいます。すでに満タンになって溢れ、フロアにこぼれているにもかかわらず、「まだ足りない」と独り言しながら、注いでいました。

堪忍袋の緒が切れたCが、「お父さん、火事にするつもりか！」と大声で叱責しました。本人もカッとなって、「なんだ、その言い方。おれ、こんな家、いねーぞ」と叫び、部屋着のまま、裸足で外へ飛び出しました（危険行為）。

……A、Cはなんでいちいち、腹を立てるんだ。もうこんな家と縁きるぞー。

すでに午後5時過ぎで薄暗く、気温が下がって道路は日中解けだした雪が凍りつくころです。キィーと急ブレーキの音。Aは100メートル走ったところで足をすべらせて転び、かけつけたCやDに助けられました。すぐそばに車がとまり、運転手が怪訝な顔をしています。CとDは平謝りして、Aの両脇をかかえながら家に戻りました。

「いてて、いてて」と訴えるので、救急病院を受診。骨折はなく、腰と大腿部の打撲だけで、鎮痛剤と湿布薬をもらってきました。

夕食から夜中　　腰と脚を打って動作が鈍く、夕食後早々に臥床させ、湿布薬を貼りました。本人、薬袋の注意書きを熱心に読んで、「この四角い匂う薬、飲んでよいと書いてある」（異食傾向）と神妙な顔をして言います。

そばにいたBは、「わたし、お医者さんに腰と脚に貼りなさいと言われたわ。その通りにしてね」となだめました。湿布薬と鎮痛剤が効いてきたのか、スヤスヤ寝息をたてはじめました。

……B、本人にもたせたら食べたかしら。喉につまったら命取りね。こわーい。

深夜、急に「痛いよ、痛いよ」と泣きだすので、妻Bがかいがいしく腰や脚をさすりました。さすりながらBがうつらうつらしだすと、ふたたび「痛いよ、痛いよ」と訴え、徐々に大声になって家中にひびき、階下の息子

Cと嫁D、孫娘Fも起きだしてきました。結局、4人交代で一晩中Aの腰や脚をさすりつづけました。

——高音量は地の底から湧いてくる異様な感じで、家族4人寝不足のまま一夜を過ごしました。

もはや、家庭内介護の限界です。本人自身にとっても家族にとっても危険です。本人は普段どおりに生活しているつもりで当初、自分のおこなった行為をなんとかつじつまを合わせようと努力していました。

ところが、その行為の理由を家族に伝えられず、周囲には常軌を逸した行動にうつります。本人も真面目、介護者も真剣に対処しているにもかかわらず、軋轢（あつれき）が生じて両者とも困惑し、当事者間では解決がみいだせなくなる状況です。

ここで、認知症を患ったS家のAとBの、2から4までの症状記載をいまいちど確認します。それらは症状分類（表3-5・6・7）にそって記述したため、病状経過の年月が前後していますが、ご容赦ください。X年を基準にすると、Aは2→3(1)→4(2)→3(2)になり、Bは3(3)→4(1)→3(2)です。

実際の症例では、AとBのように各症状が集中するのではなく、複雑なさまざまな組み合わせとなっています。中核症状が軽度で幻覚妄想が前景になっている、危険な衝動性が早期に出現している、中核症状はあるものの無関心や意欲低下が持続している、などです。

5 ●病的ボケを「いま・ここ」でとらえると

本章のまとめとして、病的ボケと普通ボケの構造を比較したあと、日常生活における「いま・ここ」体験ではどのような差異があるか、をみたいとおもいます。

行動・精神症状の輪郭

　その前に、これまで行動・精神症状を、出現頻度の違いがあるとの理由で、「周辺」や「随伴」症状としかとらえなかった点について、ひと言したいとおもいます。

　それは行動・精神症状の目立つ症状（もの盗られ妄想や精神運動興奮）、コントロールができず歩きまわって人騒がせする症状（危険な行為や徘徊）、別な言葉をつかえば「陽性」症状にしか注目しなかったからです。この陽性症状は、認知症者に一律に顕在化するわけではありません。

　一方、認知症を病む人は、認知症ゆえの不安、困惑、抑うつ、意欲低下に悩み苦しんでいます。しかも、それを介護者へ伝えられず、家族や隣人には無表情、無気力、無関心にうつります。これらは陽性症状に対して、目立たず、周囲も扱いやすく、おとなしい「陰性」症状といえます。

　精神科臨床の立場では、認知症の行動・精神症状には陽性症状のみならず陰性症状もあるのです。行動・精神症状は、ときおり出現するのではなく、常時あらわれています。陽性・陰性症状の両者とも、治療・介護の対象であることを、関係者は責務としてもらいたいとおもいます。

病的ボケと普通ボケの比較

　表3-8にその比較を試みました。中核症状は、病的ボケではあらゆる記憶（即時・近時・予測・遠隔記憶）が障害されます。普通ボケでは、関心のうすい近時・遠隔記憶は劣化をおこしますが、即時・予測記憶は保持され生活が維持されています。見当識や高次脳機能も普通ボケではほとんど障害されません。判断・手順の障害は、普通ボケでは一過性の低下のみです。

　行動・精神症状は、病的ボケでは個々の症例で多彩に発現しますが、普通ボケでは生じません。

　状態の進行度をみます。4章の医療と介護で詳述しますが、病的ボケでは認知症後期後半には「脳と身体」症状が重症化し、ついには寝たきりになってしまいます。

表3-8 病的ボケと普通ボケ

		病的ボケ	普通ボケ
中核症状	記憶障害	近時・即時・予測・遠隔記憶すべて障害	関心のない近時・遠隔記憶は低下。即時・予測記憶は保持
	見当識障害	あり	なし
	高次脳機能障害	ときに失語・失行・失認の出現	なし
	判断・手順の障害	いちじるしい障害	一過性の低下あるが、訂正可能
行動・精神症状		必須で多彩	なし
状態の進行度		脳と身体症状の重症化	ある範囲にとどまる
日常・社会生活		徐々に不能	常時可能

　これは、いままで「病的ボケ」として論じてきたことと同じでしょうか。本書の冒頭から病的ボケは認知症であるとしてきました。しかし、厳密には、病的ボケは、2～4節にのべた認知症状（中核症状と行動・精神症状）が出現している病期に限定される、といえるのです。

　疾患としての認知症後期後半に認知症状が消失した段階では、病的ボケとはいえず、身体疾患といってもよいくらい身体症状重症の状態なのです。認知症とは、全経過をみると、臨床医学全体の病態といえます。

　その点、普通ボケの状態では、「脳と身体」機能低下に悩みはしますが、その低下はある範囲内にとどまり、進行はしません。

　日常生活や社会生活は、普通ボケでは「もの忘れ」の程度に応じて工夫しつつ常時可能ですが、病的ボケでは徐々に不可能になり医療と介護が要請されるといえます。

「いま・ここ」体験での比較

　ひるがえって、毎日の「いま・ここ」体験での様子をみましょう。それが表3-9です。人は「いま・ここ」の生活の場でなんらかの作業をおこなっていますが、これは病的ボケに罹っている本人も同様です。

　普通ボケでは、ともすると「いま・ここ」の合目的性作業に失敗を生じま

すが、それを反省し修正することができます。浮動性作業も活発に働いており、必要とあれば合目的性作業に組みこまれます。

　他方、病的ボケでは、合目的性作業を開始はしますが終了までの流れが円滑にできず、中断すること多々です。当の本人は何回も試みますが、合目的性作業が完結できません。結局、一連の実行（前作業→本作業→後作業）がまとまらず、浮動性作業化してしまいます。

　合目的性作業中に浮動性作業も湧いてきますが、それを合目的性作業に取りこめません。つぎつぎに浮かんでくる浮動性作業も、滅裂で断片化しています。

　中核症状「判断・手順」と同義のモニター司令室をみると、普通ボケでは「変化対応」や「優先選択」の能力が少しおちますが、「過誤調整」はしっかりできます。病的ボケではモニター司令室全体がいちじるしいダメージをこうむり、点検3能力が霧散します。

　照合機能と記憶素キー検索は、「いま・ここ」体験に欠かせない既知・未知の判定をする機能です。普通ボケでは「ど忘れ」や「もの探し」の照合障

表3-9　「いま・ここ」体験からみて

	病的ボケ	普通ボケ
「いま・ここ」の作業	合目的性作業できず、浮動性作業も断片化	合目的性作業をときに失敗。浮動性作業活発
モニター司令室	点検3能力「変化対応」「優先選択」「過誤調整」のすべて障害	前二者は若干低下するが、「過誤調整」は健常
照合機能	既知と未知の混乱	一過性の低下あり
記憶素キー	断片化	検索活発
洞察的心	初期後半から徐々に歪曲化し、発現不能	健常をたもつ
情緒的心	認知症後期まで保たれている	焦燥から短気になりやすいが、自制可能
「いま・ここ」の状況	常識的行動がとれず、自立不能になる	健常に対応する
症候群の名称	進行性状況統合不全症候群	一過性作業目標達成不全症候群

害はありえますが一過性であり、それは目まぐるしい検索をおこなっています。

　病的ボケでは記憶素キーの断片化（記憶庫劣化が重篤）による影響で、照合がばらばらとなって機能不全に陥ってしまいます。既知の未知化（例として妻Bを偽物というA）、既知の置換（隣人Tを夫AというB）、未知の既知化（施設の入所者や職員を小学校同級生というA）など、既知と未知の境が不鮮明になり、妄想性同定錯誤症候群にゆきつきます。

　さらに、普通ボケでは、目の前のさまざまな事象をあつかうにあたって、常識的な行動か否かを見守っている「洞察的心」があると話しました。そのため、物事の処理に万一ミスがあれば、「過誤調整」によって訂正できるともいいました。

　これは、「いま・ここ」の状況をみて、善悪、真偽、美醜、正誤を思考する心（こころ）＝〈自分としての身体〉が健全であるともいえます。小澤勲は『認知症とは何か』[18]で、そのような判断や思考ができる自分を知的「私」としていますが、本書では上述の「洞察的心」としたいとおもいます。

　病的ボケにおいては、この洞察的心が徐々に歪曲化され発現不能になってしまうのです。それを行動異常の面からみると、日常の適切行為→不適切行為（危険行為もふくむ）→無目的行為となります。病的ボケでは〈自分としての身体〉＝心（こころ）も、ゆらいでいるのです。

　ところが、尿を畳にもらし恥ずかしいと感ずる羞恥心、遠方の娘や隣人に挨拶する共感、妻や息子に注意や叱責されての激怒など、ある物事に触発されて感情を表出する心は残っています。これは1章でのべた「情緒的心」といえます。

　この情緒的心は情動システムとつよい結合をもち、その中枢は大脳辺縁系といわれ、大脳深部にあり壊れにくい脳組織です。表3-9で示したように、認知症後期までのこっています。

　そうであれば、病的ボケにおいては、朽ちつつある洞察的心と残存している情緒的心のバランスのくずれが行動・精神症状を露呈する、と推測し

てよいかもしれません。

　これらの結果、病的ボケでは、「生身の自分」が「外的世界」(図1-1)とかかわるなかで、刻々変化しつつある「いま・ここ」の状況に常識的な行動がとれず、自立不能になってしまうのです。人として、自分と周囲との関係がまとめられず、困惑し混乱している状態、それは「状況統合不全」と称してもよいでしょう。

　以上を症候群になぞらえると、病的ボケは「進行性状況統合不全症候群」、普通ボケは「一過性作業目標達成不全症候群」と考えられます。

心身機能低下としての病的ボケ
　普通ボケでは、心（しん）機能低下として「もの忘れ」「ど忘れ」「もの探し」、身（しん）機能低下として「間違い」「身体機能低下」をあげ、これは〈生体としての身体〉機能低下でした。

　ここでいう心（しん）には心（こころ）はふくまれず、普通ボケでは心（こころ）＝〈自分としての身体〉が健全であるゆえ、それの対処法を編みだし、「過誤調整」を活発におこなっているとも指摘しました。

　では、病的ボケの心身機能低下は、どのようにとらえたらよいのでしょう。心（しん）機能低下として「もの忘れ」「ど忘れ」「もの探し」は初期ではみられますが、中核症状の即時記憶障害が早晩優勢になるため、「忘れた」こと自体が感知できなくなります。

　「忘れた」ことをわからない、一歩すすめて「忘れたことを忘れる」という現象は、心（しん）機能の低下すら自覚できなくなり、モニター司令室による「過誤調整」も不可能になります。

　モニター司令室点検3能力すべてが障害されることになります。いまなにが起きてどのように解決したらよいか、心（こころ）の範疇である洞察的心がゆらぎ、減弱し、衰退してゆきます。

　すなわち、病的ボケの心（しん）機能低下には、モニター司令室と認知システム関連の〈生体としての身体〉のみならず、洞察的心の〈自分として

の身体〉＝心（こころ）もゆらいでいるといえるのです。

　身（しん）機能も、普通ボケでは「脳と身体関連」機能の軽度低下だけでした。それが病的ボケでは、認知症の進行とともに脳全体が重篤な障害をうけ、つづいて全身臓器までそれがおよんでいます。嚥下障害、構音・発語障害、排泄障害、歩行障害，意識障害などもろもろの身体症状があらわれ、身体各科的合併症も発病しやすくなります。

　このように考えると、病的ボケとは、〈生体としての身体〉の衰弱ならびに〈自分としての身体〉のゆらぎを背景にもつ、心（こころ）をふくめた「生身の自分」全体の心身機能低下といえるでしょう。

第4章
認知症の医療と介護

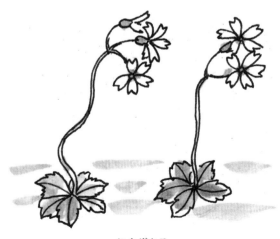

ヒナザクラ

1 ● 医療と介護

　この4章では認知症の医療と介護を取りあげます。本節では、総論的な話をします。
　題に看護の用語をつかっていませんが、看護は医療と一体と考えました。
　介護を前面にあつかうのは、現代の医学レベルで治癒困難な進行性認知症では、医療と介護が不可分の関係にあるからです。介護（広義のケア）なき認知症医療はありえず、医療なき認知症介護もありえないとおもわれます。

臨床医学的アプローチ

　認知症を医療の対象としたとき、臨床医学レベルでどの分野がどの症状を標的にしているかをみたものが、図4-1です。
　まず、中核症状は脳病理を反映しているため、関連医学として神経学的アプローチがあげられます。それによって認知症の病因や神経病理の究明、中核症状と脳領域の対応、脳病態による四大認知症疾患などの鑑別がおこなわれ、抗認知症薬が開発されました。
　平成22年日本神経学会は、これまでの成果をまとめて、認知症についての「診断・治療・非薬物療法のガイドライン」[19]を公表しました。
　つぎに、行動・精神症状は心（こころ）のゆらぎが主となっているゆえ、精神医学的アプローチがもとめられます。この場合、症状の鎮静化をはかる向精神薬投与も考えられます。しかし、それより重要な点は、行動・精神症状がなぜ出現しているか、その人の内面を精神病理学的に分析することです。その知見は介護に

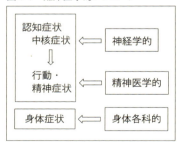

図4-1　臨床医学的アプローチ

も応用できます。

　さらに、身体症状へのアプローチがあります。嚥下障害は耳鼻咽喉科的、褥瘡は皮膚科的、排尿障害は泌尿器科的、歩行・関節障害は整形外科的、病期がすすめば全身状態悪化による内科的治療が加わります。

行動・精神症状の病理

　前章の5で病的ボケの「いま・ここ」体験には「状況統合不全」がある、と結論づけました。この状況統合不全におちいっている認知症者は、どのような事態に直面するのでしょうか。

　それを図4-2に示しました。認知症者は徐々に、日常生活（世界）のなかで本人の役割が減少し、ついには停止してしまうのです。これは当の本人にとって、自らの基盤にぽっかり穴があいた喪失体験となります。ところが、この喪失感を認知症者は自身の体験としてとらえられず、周囲も実感できません。この図で「喪失感」を、点線二重枠にした理由です。

　周囲で把握できるのは、「怒りと哀しみ」です。本来「哀しみ」だけでよいとおもわれますが、「哀しみ」は本人の心中で容易に「怒り」にかわります。

　「なぜ、自分だけこのようになったか、どうして、どうして」と悩み悲しんでいるうちに、「いや、そんなことはない、自分はいままでとかわらない。これは周囲が邪魔しているからだ」と歪曲化し、「怒り」に転化してしまうとおもわれます。

　このような感情をもちつつ、陽性および陰性症状をふくむ行動・精神症状が発現します。

　もう一つの流れがあります。それは中核症状がすすむと洞察

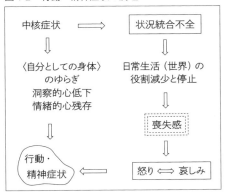

図4-2　行動・精神症状の病理

的心が低下し、〈自分としての身体〉=心(こころ)に「ゆらぎ」がでてくることです。他方、情緒的心は残存しているので、そのバランスのくずれが行動・精神症状をもたらしているのです。

前章の3で幻覚妄想の対象は「身近な家族や隣人」になると記しましたが、それについて〈自分としての身体〉のゆらぎをもとに説明します。〈自分としての身体〉は外形や境界をもたず、伸縮自在であると言及しました。それゆえ、身近にいる家族や隣人は、本人の〈自分としての身体〉に取りこまれやすいのです。まさに「身(体)の内」、縮めると身内(みうち)となります。

「もの忘れ」をしたとき、認知症者は即時記憶障害があるため、「もの忘れ」した場面すら記憶していません。〈自分としての身体〉の自らの芯にまったく痕跡がないと、〈自分としての身体〉に取りこまれている身内に、疑いがむけられます。これに「怒り」の感情が合流すれば、「もの盗られ妄想」や「取り替え妄想」の発露は、直前といえます。

認知症の介護

認知症の介護全般について俯瞰(ふかん)すると、図4-3のようになります。

一つは「個別の介護」です。これは図4-4の「認知症状の医療」と相関しています。認知症状の出現時期に、その病状の軽重、ならびに認知症疾患の病態に応じて、患者の個人史に寄りそった介護が必要になってくるということです。

二つ目は「身体の介護」で、図4-4の「身体の医療」時期とかさなります。病期の段階によって、ADL(日常生活動作)身の回り障害や起居・移動障害の介護、合併症予防の介護などがふくまれます。

三つ目は「基本の介護」で、病期と関係なく全経過にわたって心がける、認知症者への大切な姿勢をあらわしています。

「基本の介護」の精神は、室伏君士が「認知症を持ちながらも一生懸命に生きようとしている姿を受けとめ、居心地よく安心と安全に過ごせる場

を創りだすことができるか」20)、と臨床実践をまとめた論考に尽きる、とおもわれます。これは、人としての尊厳と矜恃をいかにしてまもるか、といいかえることもできます。

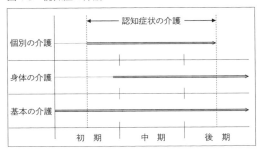

図4-3 認知症の介護

基本のなかに介護の用語をつかいましたが、これを広義に「ケア」ととらえれば、介護スタッフのみならず医療スタッフも備えておくべき人間性についての心がまえといえるでしょう。

2●進行性認知症の診断は慎重に

認知症医療の第一歩は、本人と家族が医療機関を受診することからはじまります。この受診は、家族や本人が認知症を疑って、あるいは他の医療機関にすすめられて来院します。臨床所見はかならずしも認知症とは限らず、認知症であっても進行性とは限りません。

初診には充分時間をとって、認知症とのかかわりをはじめたいものです。

認知症か否かの鑑別診断

主訴として、「もの忘れ、ぼんやり、落ち着きのなさ、もの盗られ妄想」などがあり、本人も家族も悩みながら、重い腰をあげて医療機関にたどりつきます。1時間ぐらいの余裕をもって両者の話を聞いています。はじめは一緒に、つづいて本人だけないし家族だけ、と面接をわけてもよいとおもいます。

受診者の問診は、鑑別診断的に整理(『健康長寿診療ハンドブック』21)

など）していきます。一過性せん妄、健忘症候群、加齢によるもの忘れ（普通ボケ）、うつ病、認知症恐怖症、他の精神疾患を念頭におきます。

発病年齢は若年か、初老期か、高齢期か、発病およびその後の経過は急速か緩徐かによっても、おおよその鑑別ができます。その他、本人が急性・慢性疾患をもち薬物投与を受けている場合、服薬内容も頭にいれます。

これらに加えて、精密な脳画像診断や脳血流測定、脳脊髄液検査、神経心理学的検査、内科的精密検査（一般的血液検査や内分泌検査、ビタミンB群検査など）も必要です。

初診で認知症を疑ったときは、できれば認知症専門医療機関、たとえば認知症疾患医療センターに紹介するのがよいでしょう。

注意したいことは、認知症を疑ってただちに心理検査を施行しないことです。ちまたに改訂長谷川式簡易知能評価（HDS-R）が普及しています。初診時で本人が希望すれば別ですが、信頼関係がついていないとき、紋切り型に医療スタッフが実施すると、本人は馬鹿にされたと腹をたて、医療を中断することがあります。つぎのような方がおられました。

某医院から紹介された80代元校長。本人自身も妻も、本人の「もの忘れ」に悩み、某医にすすめられて受診しました。詳しい問診のあと「認知症でしょうか」と不安な表情をしているので、認知機能検査としてHDS-Rを実施しました。

年齢や年月日、場所まではスムーズにうけていましたが、単語の復唱や計算（100−7）あたりから表情が不機嫌になりました。5つの物品暗唱では、カッとなって「馬鹿にするな、こんな子供だましの検査」と、席をけって出ていってしまったのです。

治りうる認知症

診察の過程で認知症との臨床診断がついたのであれば、それが治りうるものか進行性で持続する病態なのかを鑑別することも、つぎの手順です。

治りうる認知症には、前章の表3-2のうち、頭蓋内疾患の、脳外科があつかう慢性硬膜下血腫や正常圧水頭症、また脳感染症の脳炎、髄膜炎、神経梅毒があります。
　内科疾患の甲状腺機能低下症、低血糖、ビタミンＢ群欠乏症があります。この他、中毒性疾患ことに薬剤因性のものは治ります。
　自験例では、慢性硬膜下血腫、神経梅毒、ビタミンＢ群欠乏症、甲状腺機能低下症がありました。
　あるとき、薬物を追加されて認知症状が出現した例もあります。炭酸リチウム、活性型ビタミンD_3製剤で、中核症状を呈した患者さんを診ました。
　ただ、治りうる認知症であっても、発見が遅れ、適切な治療がなされないと、慢性化し治癒困難になることがあります。
　以上を鑑別したうえで、明らかに進行性と確認できたのであれば、2～3カ月かけて四大認知症疾患を中心に確定診断をつけます。そのあとに、病期が初期か、中期か、後期かを判別します。

認知症病期の枠組み

　それを図4-4に呈示しました。この図は前章の図3-1に認知機能（認知システムと同義）をかさねたものです。認知機能を右縦軸であらわし、上を認知機能良好、下を認知機能0としました。
　図4-4の上部に健常者の認知機能ものせました。普通ボケで記したように、健常者であっても認知機能は加齢とともに低下しますが、それはある範囲にとどまっています。この図をみてもわかるように、認知機能低下は1～2割で、大部分は正常です。
　進行性の認知症（以下5まですべて進行性認知症であり、「進行性」を略）は病状がすすむにつれ、認知機能が右肩下がりになります。図4-4をみてもわかるように、病期によって医療に特徴があるのです。
　この下降曲線は多重の要因（疾患特性、心理的・家庭的・社会的問題、治療や介護の仕方、慢性疾患、合併症）によっておちこみます。それゆえ、

図4-4　認知症の病期と医療

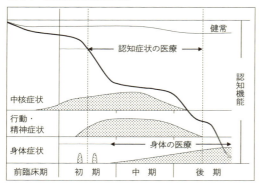

病期の長短は個々人で差があり、2～3年で急速に後期にいたる人、4～5年にわたり中期のままの人、さまざまです。

病期の指標は介護との関連を重視するゆえ、介護用語のADLを主としました。もちろん、中核症状の進行度も有益な指標であり、それを図4-5に示しました。横棒細線は時々、太線は明白な発現をあらわします。中期後半から横棒がうすれ、後期後半で消えていますが、これは認知機能低下にともなって中核症状が顕在化できなくなることを意味しています。

i) 初期の指標

　初期の段階では、IADL（手段的日常生活動作）にぽつりぽつり障害がではじめますが、なんとか一人暮らしは可能です。状況統合不全軽度といえます。このIADLは、日常生活や社会生活に必要な、炊事、買い物、洗濯、外出、電話、運転、畑仕事、金銭計算などの行動です。

　近時記憶と遠隔記憶障害は、普通ボケで指摘したように健常者でもみられるため、この2つは図4-5で基準の左より前臨床期まで細線があります。

　即時記憶障害の出現は認知症診断の一つの目安になり、初期前半からあらわれます。直前の出来事を保持していないため再生できず、「忘れた」ことすら思い出さないのです。

　見当識は昼夜の逆転や時間感覚の錯誤があり、S家Aのように深夜に出勤しようとする人がでてきます。

　判断・手順障害では、「変化対応」「優先選択」の障害が普通ボケにすでに

みとめられ、前臨床期まで細線があります。認知症になると、その2つに加えて「過誤調整」が、初期前半では動揺があるものの、初期後半では不可能になってきます。

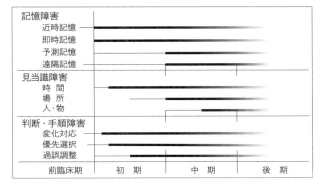

図4-5　中核症状

　図4-4にもどって、行動・精神症状をみます。これは、初期後半から明らかになり、精神症状の「もの盗られ妄想」もでますが確信的ではありません。情動障害でS家Bの「年金、年金、年金」のくどい訴えは、即時記憶障害と連動しています。徘徊もありますが、この時期は行方不明まではなりません。家族が探せばS家Aのように、脇道で「ちょっと休んでいた」ところを発見できます。

　初期で留意しておきたいことは、病感（病気かもしれないという感じ）をもっている事実です。これは洞察的心が若干残っているからといえます。これがあるゆえ、自らの失敗を言葉で隠すことができます。とりわけ、第三者や遠方の子供や同胞には愛想がよく、一見まともな応対をしますので、身近にいない人は家庭内での苦労を理解できません。

ii) 中期の指標

　IADL障害が高度になり、日常生活の家事が困難で一人暮らしが不能になります。洞察的心や病感は消失し、判断・手順障害は重度で、状況に対処した行動ができなくなります。状況統合不全中等度といえます。

　この中期は、ADL身の回り（整容、食事、更衣、洗身、排泄）障害があらわれてくる時期です。これは医学的に、感染予防の清潔（整容・更衣・洗

身)、口腔・嚥下機能(食事)、排尿・排便機能(排泄)の低下といえます。

中核症状(図4-5)の記憶障害は、近時・即時記憶はもちろんのこと、予測記憶も障害されます。「いま・ここ」のつぎの段取りをどうしてよいかわからず、今日1日のスケジュールを忘却します。遠隔記憶障害も中期から確実になります。ただし、知覚素や状況素など情動体験に結びついたものは、再生できることが多いようです。

見当識は、場所の障害がいちじるしくなり、無目的の徘徊から行方不明になる方がおり、人によっては不幸な結末をむかえることがあります。

人・物の見当識障害も、中期後半から多くなります。

判断・手順の障害は点検3能力すべてとなり、IADL障害のみならずADL身の回り障害も加重されて、行動・精神症状が活発化します。

行動・精神症状(図4-4)は多彩で、前章の3・4節の症状が出現します。それらは激しさをまし、あまりの精神運動興奮で家人に手をあげることがあります。不適切行為も頻発するため、家人が忠告や叱責をすると、反発して攻撃的言動や周囲を配慮しない、S家Aの凍結路面飛び出しのような危険行為がでてきます。

これら陽性症状とともに、「喪失感や哀しみ」の表現として、無表情、無関心、無気力、抑うつ、不安の陰性症状も目立ちます。

ⅲ) 後期の指標

IADLは発現できず、ADL身の回りは全介助になります。状況統合不全重度です。

ADL起居・移動(寝返り、起き上がり、座位、立ち上がり、立位、歩行)の障害がはっきりしてくるのも、この後期です。ADL起居・移動は、文字どおり人の体幹・四肢の動きをあらわしています。後半にはそれが重度となり、座位、立位、移動の全介助のあと、ついには寝たきりになります。

中核症状(図4-5)は、後期前半に近時・即時・予測記憶の機能が消失し、遠隔記憶障害もいちじるしく断片化します。結果として記憶障害自体が顕

在化できなくなり、言語疎通性が困難となります。中期後半から出現していた、人・物の見当識障害も発現できなくなります。

行動・精神症状も急速に消退（図4-4）してきます。それは、ADL起居・移動が制限され、判断・手順も不能になるため、行動異常や精神症状があらわれにくくなるからです。

後期後半は認知症状そのものがなくなり、身体症状の重症化が全身にあらわれ、意識レベルも障害されます。この他、慢性身体疾患の重症化や合併症がでやすいのも、この時期の特徴です。

進行性認知症の診断過程と病期の指標を詳述しました。これは、早期の受診と治療が勧められている昨今、「もの忘れ」がただちに進行性認知症とは限らないことを強調したいがためです。臨床医としては、鑑別診断を慎重に、徹底しておこなうことが要請されている、といえます。

3●認知症初期の医療と介護

ここから病期にそった医療と介護をのべます。まずは、認知症初期のそれです。初期はIADL障害がときどき出現するものの、本人には病感や洞察的心が多少のこっており、それを尊重した対応がもとめられます。

本人自身がこれまでの「もの忘れ」と、どこか違うと悩んでいます。一方、介護する家族も認知症か否か半信半疑で、本人を叱咤激励しますが、空回りしています。

この時期は、認知症に有効な抗認知症薬をスタートするタイミングでもあります。

病的ボケのS家もそうですが、本節から5までに取りあげる症例や事例は、認知症診療20数年の経験であり、プライバシーを充分配慮して、特定の個人や病院に限ったものではないことを断っておきます。

本人と介護者の悩み

　最初の出会いは、本人の日ごろの悩みを心して聴くことからはじめたいとおもいます。ある方は、「自信をもって運転できる」と言いつつ、側溝に車輪を落とす自損事故を起こし、家人を困らせました。受診時、「先生、生きるって大変なんですね。できると思っていたのに、できなくなるなんて」と、訴えていました。

　ある人は来院時、「おれ、もの忘れしてよ。この間、カカアにがみがみ言われて…」と悲しい表情をします。そのかたわら、3月に「百姓は　未だ健在　雪の里」、8月に「戦なき　空の広さよ　赤とんぼ」と、趣味の俳句を詠んでいるのです。

　認知症者の著書にも、その辛さが垣間見えます。元町長の一関開治は「…俺、このごろ、一週間分のスケジュール表を覚えられないんだぁ…」[22]と記し、クリスティーン・ブライデンは「一杯のお茶のいれ方、シャワーの使い方、服はどこにあって何を着るのか、決められない」[23]と訴えています。トマス・デバッジオは「伝えたいのに言葉が思い浮かばず、それを呼び戻そうと格闘しているうちに、一日のほとんどの時間が失われる…」[24]と嘆いています。

　ちなみに、本人の辛さを理解し各病期に応じた医療と介護に役立てるため、個人史の概略（表4-1）をつくりました。問診のあいまに、本人や家族をリラックスさせながら期間をかけて、ゆっくり聴きだすようにしています。各項目は、すべてを聴く必要はなく、ゆきつつ戻りつつしながら興味ある話題を聴いています。

　概略表について2、3説明します。ポイントは、過ごしてきた自分の人生について、どのような感慨をもっているかに焦点をあてることです。父母の育て方や葛藤、家庭生活での子供や配偶者とのかかわり、職場での鬱屈などを、信頼関係ができた段階で聴いています。

　それによって、「生き方」がイメージとして浮かびあがってくるのです。自負心のつよい人とは、家庭や職場で「自分が采配をふるってここまでや

表4-1 個人史の概略

```
氏名                                    明・大・昭    年    月    日
現住所                                              現在      歳
出生・生育地                              （自然ゆたか／都会）
同胞    人中    番目  同胞の思い出
両親の思い出（育て方・仕事・生活）            旧姓

結婚    年（    歳）  配偶者（職業・性格…）
                    子供（    人・子育て）
主な仕事（主婦・自営・会社・公務員・資格・肩書き）
学校時代（成績・得意学科・部活動・友人・最終学歴）
生涯の思い出（学校・職場・家庭・隣近所・旅行…）
      楽しかったこと

      苦しかったこと


生き方（自負心、隠忍、淡白…）                     信心（宗教）
性格傾向
      長所と短所
好きなもの（趣味）
      おしゃべり・雑談／食べ物／スポーツ・運動／祭・行事／歌・踊り／
      映画・俳優／畑・園芸／編み物・手芸／愛読書
嫌いなもの・不得手なもの
陳述者            続柄（      ）            平成    年    月記入
```

り遂げた」との自信満々の人です。他方、隠忍の人とは、「家庭では亭主関白のもと耐えに耐え、会社では横暴な上司のもと我慢に我慢をして、人生を過ごしてきた」人です。

　楽しいこととして、学校や家庭生活での思い出、得意とするものや趣味を聴いています。生涯の出来事をプラスに評価する気持ちがあれば、認知症中期の介護ケアに生かすことができます。

つぎに、介護者の苦労を聴きだすのも、医療と介護スタッフにとっては大切な役目です。本人に健常な部分がみられるので、任せると大きなミスをおかします。鍋こがし、風呂のお湯出しっ放しや水風呂、洗濯機終了放置など。任せられないと思ってそれを取りあげると、本人はカッカして攻撃的言動がつのります。

　それでは、「失敗をこうしよう」と説明しても、すぐに忘れ、学習できません。介護者は神経をすり減らす日々になります。しかも、第三者や遠くの身内の理解がなかなかえられず、報われない毎日に苦しみ、いら立ち、抑うつ的になる方もいます。

　介護者のなかには診察時、本人がそばにいると話すことを遠慮する事情

表4-2　もの忘れアンケート

本人名＿＿＿＿＿＿　（　　）歳　　　明・大・昭　　年　　月　　日生れ
記入者＿＿＿＿＿＿　続柄（　　）　　　　　平成　　年　　月　　日記入

　日常生活のなかで、次のようなことはなかったでしょうか。例に似たことがあれば、ありのままお書きください。

1. 同じ時間帯に2つ以上の仕事をしていて、片方を忘れてしまう。または物事のちょっとした違いを忘れる。例）アイロンをかけていてフロの湯を忘れる。雑草をとりながら花芽もとってしまう。

2. 「あっ、あぶない」と思ったことや、これは「やらないほうがいい」と思ったこと。例）ガスの消し忘れ。金銭の管理。

3. 「わかった」とそのときは理解するが、何回も忘れてしまう。それを指摘されても身におぼえがない。例）留守番したが、電話がきたかわからない。

4. いまから思うと、あのあたりからふだんの「もの忘れ」と違ってきた、という時期と内容。例）5年前からお金の計算ミスが目立ってきた。

をおもちの方もいます。そんなとき、退室時に〈もの忘れアンケート〉（表4-2）を渡し、これまでの介護を整理してもらっています。設問は判断・手順（モニター司令室）で構成し、1を「変化対応」、2を「優先選択」、3を「過誤調整」としました。

　もし希望すれば、本人にも書いてもらっています。両者の回答の比較で、認知症のすすみ具合が推定できるのです。

初期の治療

　初期の治療には、中核症状を標的にした抗認知症薬の投与があります。これには、以前からドネペジルがありましたが、近年ガランタミン、リバスチグミン、メマンチンが保険適用になり、4種類となりました。

　ドネペジル単剤が第一選択ですが、効果によってはガランタミンやリバスチグミンに変更します。このうちメマンチンは中等症、本章では認知症中期以降の使用がすすめられます。認知症四大疾患の治療薬選択には微妙な差違がありますが、専門的になりますので省略します。

　なお、いまの抗認知症薬は、あくまで病状の進行（とくに初期や中期）を遅らせる薬効であり、認知症という疾患を完治させるものではありません。

　それらの作用で認知症状の中核症状が改善され、つづいて行動・精神症状も軽快することがあります。ただし、これは原則であって、現時点では行動・精神症状に向精神薬投与もやむをえない場合が多いのです。向精神薬については次節でのべます。

　初期には身体症状として意識障害の一過性せん妄（図4-4楕円形）が出現することがあり、つけ加えたいとおもいます。

　せん妄とは、あるとき急速に幻覚や妄想、錯覚、精神運動興奮がおこることです。意識もぼんやり（意識混濁）として、問いかけてもどこか別世界にいるようで、まともな返答がかえってきません。この状態は数時間から1日、長くて4〜5日程度で消失しますが、意識が戻ったあとはすっき

りした表情になります。

　病院などでは、このせん妄中に点滴を抜いたり、ベッドから転落したりのアクシデントがみられることがあります。せん妄の治療には抗精神病薬のハロペリドールが著効します。

　認知症初期の方がせん妄になりやすい背景を考えます。幻覚や錯覚があるといいましたが、ことに錯覚には注意が必要です。

　夜間、暗がりのなかで、カーテン越しにうっすらと見える木々の揺れや電柱の影、かすかな光源で鏡やガラス、障子や壁にうつる室内のシルエットなど、不安と恐怖のため錯覚が急に幻覚化します。お化け、幽霊、魔物、怪物など、自分に襲ってくるように感じるのです。

　昔遊びに、組んだ手指を障子にかざして、キツネ、イヌ、カニなどの影絵を写したたぐいです。

　この防止策としては、夜間であっても電灯をつけたままにする、反射の少ないガラス戸や外の光がとおらないカーテンにかえるなどです。

初期の介護

　状況統合不全は軽いゆえ、ある程度のIADLは可能であるといいました。そのため、認知症者のなにがしか残っている洞察的心を支え、小澤勲の「できないことは要求せず、できるはずのことを奪わない」[25] よう、以下に気をつけて介護します。

　一つには、連続した（合目的性）作業をなるべく控えさせます。同じ時間内に、同じ場所、一つの作業に限定するのです。食後の片付けを例にとれば、全部を任せるのではなく、まず食卓から箸を流し場にもって行ってもらう。それができたら、同じ小皿・中皿、ごはん茶碗をたのむ。それが済んで今度は…と、一つ一つを区切るのです。

　これを、「わたし、洗濯や掃除するので、後片付け全部頼みますよ」と指示すると、どこかに手落ちがでてしまいます。

　買い物も、万札をもたせるのではなく、千円札をもたせ、小銭は介護者

が引き受けます。畑も花芽と雑草が一緒になった場所の草取りは不可です。そんなときは水かけのみをたのむとか、単純な作業ひとつにします。

　普通ボケでも同時異所複数作業に失敗するときがありますが、それは動線上のメモ用紙で解決しています。認知症になると目印そのものを感知できないのです。

　二つには、本人のゆっくりペースを保障することです。認知症者では普通ボケの人に比べて作業時間が緩慢になっています。健常者が30分ぐらいでできる夕食後片付けを、1時間から2時間ちかくかかるときがあります。それを、「もたもたしないで、早く」とせかすと、かえって仕事が中途半端になってしまいます。

　三つには、万一し損じがあっても、「なぜしくじったか、考えてごらん」とか、「ここがよくないの。こうしなさい」と詰問しないことです。畳みかけて、失敗の始末を本人に任せると、さらなる誤りを生みだすでしょう。

　不適切行為に対して説得や論理的説明はしない、ということです。どこが間違ったかを指摘するのではなく、次回この仕事のどの部分をまかせられるか、を考えるのです。

　火ばかりをいじるのであれば、元栓を切るか危険防止のついたガスレンジに替えます。冷蔵庫を何回も開けてしまうときは、鍵のかかるものを用意します。家全体の設備を、当人が実行しても失敗を拡大させないものにかえてゆくことです。

　四つには、作業が無事終了したとき、本人に「ありがとう。わたし助かったわ」と、労をねぎらう言葉をかけましょう。このような優しさを介護者が伝えれば、本人の健常な情緒的心をなごませ、気持ちを落ち着かせます。その人の個人史（人柄や生き方）を尊重し、プライドを傷つけない配慮といえます。

　失態を叱らず成功を評価するゆとりがあれば、家庭介護は及第点であり、通院やデイサービスで安定を維持できます。日常的には、部屋は汚れ、衣類箱はごちゃごちゃ、玄関は泥が残ったままなど、これまでの家庭生活の

清潔や整頓とはほど遠くなりますが…。
　介護者はじわりとストレスがたまるゆえ、どこかで悩みや苦労話を聴いてくれる場をつくることが大事です。

　認知症初期は、健常な部分を残しているとともに疾患特有の認知症状が出現している時期であり、医療と介護が紆余曲折をかさねる時期ともいえます。それゆえ、受診者本人と家族の話に充分耳をかたむけたいとおもいます。とくに、家庭介護の負担を考慮して、介護保険の利用を介護専門機関に相談するかどうかも、話し合います。

4 ● 認知症中期の医療と介護

(1) 穏和を心がける ── 中期の医療

　認知症中期は、認知症状（中核症状および行動・精神症状）がもっとも活発になり、図4-4のように「認知症状の医療」を本格的に実施する時期です。同時に、ADL身の回り障害がではじめ、「身体の医療」にも目配りする時期となります。

中期の治療
　治療には薬物療法と非薬物療法がありますが、後者は介護ケアとも関連があり、つぎにまわします。抗認知症薬は前節に記したので、ここでは認知症状のうち行動・精神症状を標的とする向精神薬をあつかいます。
　それには、抗精神病薬、抗うつ薬、抗不安薬、睡眠薬があります。いずれも単剤投与で少量の範囲にとどめますが、精神運動興奮の激しい状態には抗精神病薬を中等量までふやします。
　常用している抗精神病薬には、リスペリドン、クエチアピン、チアプリ

ド、レボメプロマジン（微量）、ハロペリードル（注射液）などがあります。

情動障害の意欲減退、抑うつ、不安、不眠が前景にでている人には、抗うつ薬、抗不安薬、睡眠薬をつかいます。抗うつ薬では、セルトラリン、パロキセチン、ミアンセリンがあります。

抗不安薬はベンゾジアゼピン系が主であり、ロラゼパム、エチゾラムがあります。睡眠薬も、ベンゾジアゼピン系でトリアゾラム、ブロチゾラム、フルニトラゼパム、その他ゾルピデム、近年発売されたメラトニン類似作用をもつラメルテオンがあります。

これはほんの一例であり、医師の臨床経験によって別の向精神薬使用もあるでしょう。不眠であっても、睡眠薬だけではなく抗精神病薬や抗うつ薬で、熟睡感のえられる症例があります。

長年の経験から、ベンゾジアゼピン系睡眠薬でなかなか効果がでないときには、微量のレボメプロマジンか抗うつ薬のミアンセリンを投与して、劇的に軽快する方がおられます。せん妄予防にミアンセリンをよく処方します。

投与方法でも、就寝薬を時間どおり床につく前に与薬しても眠らず、一晩中もぞもぞ体を動かしながらの浅い眠りで、翌日午前中いっぱい寝入ってしまう場合があります。そのような症例では、薬物動態の遅延があると考え、就寝薬を午後3時に投与して、ちょうど午後7時ごろ入眠する人も多いのです。翌朝午前6時スッキリ目覚め、1日おだやかに過ごす方をみています。

漢方薬の抑肝散も、行動・精神症状に効果のみられるものがあります。

抗認知症薬や向精神薬は主作用の反面、薬物ゆえの有害事象を生じうるのも事実です。これは必須ではないですが、頭の片隅にいれておいてください。

抗認知症薬服用でかえって精神運動興奮がつよくなった例をみました。向精神薬のうち抗精神病薬は、パーキンソン症候群や振戦などの錐体外路症状、嚥下障害、抗コリン作用による口渇、便秘、排尿困難がでやすいと

いえます。抗不安薬や睡眠薬は筋脱力がでて、歩行不安定や転倒、転落のアクシデントが高まります。

　これらの有害事象により、誤嚥性肺炎、転倒による骨折、尿路感染症などの合併症が生じることもあります。向精神薬による過鎮静で寝たきりになると、臀部、仙骨部、踝部の褥瘡を併発することがあります。

　話はかわりますが、最近の認知症医療の報道で、向精神薬をつかう精神科の治療を、悪玉扱いにしている記事がみられます。一方、介護にほとほと疲れきっている家族がいます。家族の介護放棄を防ぐためにも、本人の混乱を減弱するうえでも、向精神薬の適切な使用がもとめられている現状を知っていただきたいとおもいます。

　有害事象がなく行動・精神症状がめざましく改善され、家庭介護が容易になった方や精神科認知症病棟から介護施設に転出できた方も多々経験しています。若干症例を取りあげます。

　隣人が物置の農機具を盗みだすといって来院した老女がいました。農業一筋で仕事熱心な人でしたが、ここ2年来もの忘れが頻回になり、鎌や鍬を各所におき忘れていました。それを、隣の男性のせいだと怒り、もの盗られ妄想まで発展し、困った息子が連れてきたのです。

　少量の抗精神病薬を投与しました。息子には、もの盗られ妄想を訴えても叱らないように、隣人へ事情を話してさらりとかわしてもらうように、指示しました。

　当人は元来しっかり者で、息子や医師を信頼しており、いつのまにかもの盗られ妄想を訴えなくなりました。息子の介護と通院で安定した例です。

　71歳アルツハイマー型認知症の男性ですが、発病以来某開業医で通院加療していました。あるときから、平然と道路真ん中での自転車走行、もの盗られ妄想による妻への暴行が目立ち、入院しました。発病6年経過していましたが、帰宅要求が強固で興奮があり、抗議の拒食をしました。

主治医が「それでは栄養低下になるので、点滴せざるをえませんよ」と伝えると、本人「おれ、点滴うけたかった。ぜひ頼む」と、自ら申し出たのです。1週間の抗精神病薬混注点滴で速やかに鎮静し、介護施設に転出しました。

　抗精神病薬を抗不安薬にかえて、行動・精神症状が軽快した方がいます。75歳のアルツハイマー型認知症の女性です。すでに8年経過していましたが、施設中にひびく叫声があり、入院してきました。薬剤として、抗認知症薬はもちろんのこと、抗精神病薬3種類を単剤で順次処方しましたが、効果があがりません。といって、抗精神病薬を減量すると高音量が耳につきました。
　本人はADL身の回りの、着替えや小用で「がんばらなくちゃ、がんばらなくちゃ」と自らを励まし、それを失敗すると「アー、アーッ」の叫声になっていました。喪失感に対する、言うにいわれぬ哀しみが隠されているとおもわれ、抗精神病薬ではなくベンゾジアゼピン系抗不安薬少量をためしてみました。意外にも、目にみえて叫声が低下したのです。

支える場はどこで
　これらの治療をどの場所でおこなうかも、課題になります。通院しつつ、家庭介護のみでよいか、それに訪問介護や介護施設でのデイサービスを加えるか、精神科認知症病棟入院や介護施設入所が必要か、家族、本人、介護専門スタッフをまじえて話し合います。

　69歳のアルツハイマー型認知症の男性で、見知らぬ人に「ここ通るな。この木、切れ」と、叫ぶようになった方がいました。家族へは「火をつけるぞ、ぶっ殺す」と物騒な言動をし、火のついたタバコをチリ箱に投げ込んだりもしました。
　1年後入院してきました。帰宅要求が激しく、病室の窓に上がって外に

でようとします。強力な抗精神病薬は錐体外路症状がでました。それより緩和な薬にかえて経過をみますと、落ち着きを取りもどし、病院スタッフに笑顔をみせるようになりました。

　やはりアルツハイマー型認知症の84歳男性。通院で経過をみていましたが、某年5月末、荷物を自転車にのせて表通りをうろうろしているところを発見され、入院しました。
　入院時、小刻み歩行、前傾姿勢で小走りの、パーキンソン症候群がありました。抗精神病薬を少量投与しますが、急速にパーキンソン症状の悪化、排便・排尿困難、腸管麻痺、尿閉の有害事象があらわれ、抗パーキンソン薬以外すべて削除しました。抗精神病薬を切っても、興奮することなく穏和でした。

　この2症例は、治療の場をかえて著明に改善した例です。
　ここで、認知症者本人にとって場所をかえるとはなにを意味するか、について考えたいとおもいます。
　それは、〈自分としての身体〉＝心（こころ）にとって、単なる物理的空間移動ではない、といえるからです。家庭とちがって心（こころ）がゆったりできる、安全・安心の居場所となりうるか、あるいは〈自分としての身体〉に取りこまれる人間関係がどうなるか、という治療的意義が付与されるのです。
　場の変更が〈自分としての身体〉にどのような影響をおよぼすか、入院での状況を取りあげましょう。無論、多様な機能をもつ介護施設への入所も同様です。
　行動・精神症状の不適切行為や不潔行為、危険行為は、入院によって明らかに減ります。これは、状況統合不全でありながら家庭という「できないことを、やらざるをえない」なかで、困惑しつつ日々を過ごしていた〈自分としての身体〉を、病棟という安全と安心のできる場に、保護し、見守

るためといえます。

　とりわけ、身近な隣人や身内を対象にする「もの盗られ妄想」が、短期間のうちにほとんど勢をそがれる現象についても、つぎのように考えられます。

　認知症者に「もの忘れ」が生じたとき、自らの芯に痕跡を認めず、それを〈自分としての身体〉に取りこまれた隣人や身内に投映し、「もの盗られ妄想」に結実する可能性がある、と前述しました。

　それが、病棟スタッフも入院患者もまったく赤の他人という対人状況におかれると、〈自分としての身体〉に取りこめる身近な人物がいなくなるのです。その結果、〈自分としての身体〉は縮んで内部は本人のみで、そこに「もの」がなければ「ない」となり、「もの盗られ妄想」が解消する、とおもわれます。

医療と介護の連携

　抗認知症薬や向精神薬を服用していても、認知症状やADL身の回り障害は少しずつ悪化してゆきます。それらの経過を介護スタッフとつねに共有していないと、ときに介護スタッフの善意が緊急状態を誘発することがあります。

　入院中のある老女は、いつもつまらなそうにして、うつむいてばかりいました。ある日のおやつの時間、入院患者に「おやき」（焼いたうすい大福餅のようなもの）がでました。こころ優しい一介護スタッフが、その老女に「おやき」をあたえました。直後、窒息状態になり、看護スタッフの迅速な処置で救命しました。

　こういう方もいました。80歳台アルツハイマー型認知症の男性でしたが、他者には愛想のよい応対をしていました。ある夕刻、靴をもって話しかけてきた患者を一スタッフは家族と考え、面会がおわって帰るところだ

と勘違いして、病棟の扉を開けました。その30分後、患者の不在がわかり、主治医として職員を非常召集しました。3時間ちかく探し、ようやく国道をとぼとぼ歩いている本人をみつけ、事なきをえました。

別の医師の患者を、その仕草の自然さからてっきり家族とおもい、看護師に注意されたことがあります。上記の行方不明になった例など、もし知らない患者で、たまたま私が病棟扉の近くに居合わせたら、同じ間違いをしたかもしれません。

その他、誤嚥性肺炎、褥瘡、関節拘縮、骨折など、身体症状の悪化を防ぐには、医療と介護スタッフの連携はいうまでもありません。

医療機関や介護施設内では、医師、看護師、介護スタッフなど職種別々にうごくのではなく、つねに一つのチームとして情報を共有することです。

これは、他の施設や家庭から通院中の患者についてもいえます。ことに、施設から通院している場合、スタッフのみの受診ではなく、ADL起居・移動が可能な方は同伴させ、診察を受けさせることが事故防止につながるとおもいます。

認知症中期の医療は、高齢者の医学的特徴を知って対処すれば、あれほど行き詰まっていた逼塞(ひっそく)状況がみちがえるほど改善します。

認知症の中核症状を完治させる薬剤がない現在、行動・精神症状をやわらげ、さまざまな場で穏和に介護を受けさせることができるかが、中期治療の要諦でしょう。ここでいう穏和とは、行動・精神症状の陰性症状（無表情・無関心・無為）とは異なることをいいそえます。

(2) 喜と楽でつつむ —— 中期の介護

中核症状はいっそう進行して〈自分としての身体〉のゆらぎが大きくなり、「いま・ここ」の状況統合不全も悪化しているといいました。そのため、

喪失感に派生した「哀しみと怒り」は増幅します。

呼応するかのように、行動・精神症状が激しさをます時期です。それを穏和にさせるため、中核症状には抗認知症薬、行動・精神症状には向精神薬の薬物療法が有効である、とのべました。

ここでは、認知症状の最盛期に、「個別の介護」としてなにが大切であるかを、図4-6にそって論じます。

「いま・ここ」の安心と安全

この時期は、くり返しになりますがIADLが不能になり、あらたにADL身の回り障害が加わってきます。本人にとって、これまでスムーズにおこなっていた日常生活の些事、洗面、着替え、入浴、食事、排泄などができなくなり、できない自分に焦燥がつのり、怒りや哀しみがつよくなるのです。

図4-6のように、日常生活のうえで躓きが多くなっている認知症者に、「いま・ここ」では「IADLは肩代わりし、ADL身の回りや起居・移動も手助けしますよ」と、介護スタッフが保障し安心感をあたえること、それが認知症中期介護の前提になります。

それは本人にとって、安全感にもつながります。「頑張ってしなくてもよい」安全な場所であると、周囲が本人を温かくみまもる姿勢を伝えるのです。これは、家庭にあっても、介護サービスにあっても、介護施設にあっても、医療機関にあっても、有用な気配りといえます。

そして、「いま・ここ」での安心と安全が保障できれば、本人の〈自分としての身体〉のゆらぎ（図4-2）は安定し、ひいては行動・精

図4-6 介護の目標

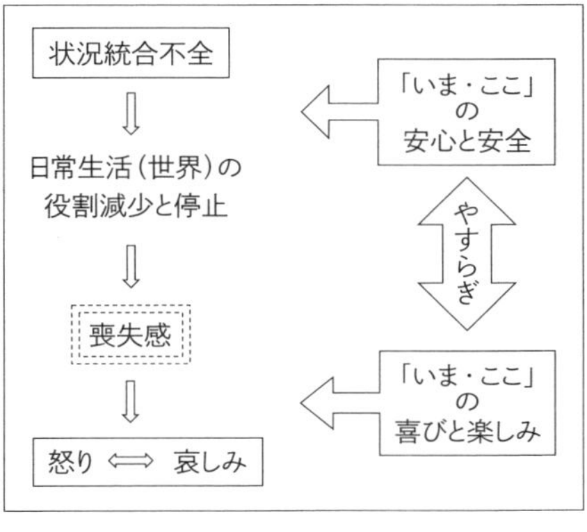

状況統合不全
⇓
日常生活（世界）の役割減少と停止
⇓
喪失感
⇓
怒り ⇔ 哀しみ

← 「いま・ここ」の安心と安全
⇕ やすらぎ
← 「いま・ここ」の喜びと楽しみ

神症状の軽快をもたらす良循環になるのです。

　前項で、75歳アルツハイマー型認知症の老女が抗不安薬少量でよくなったと記しました。実際は薬物投与以上に、看護と介護スタッフがつぎのような働きかけをしていました。
　ときおり大・小便の後始末を失敗し、「アー、アーッ」の叫声がスタートするまさにその寸前、本人の耳元で「がんばらなくて、いいですよ。心配しないで。わたしたちが世話してあげますよ」と、優しく支えていたのです。
　どうしても叫声がおさまらない日は、本人の十八番であるドンパン節を口ずさみます。「ドンドンパンパン、ドンパンパ」を歌うと、つられて本人も一緒に歌いだし、手拍子で踊りだします。スタッフも笑いながら楽しく踊ります。それをくり返しているうちに叫声の音量は低くなり、数カ月後介護施設に再入所しました。

　上述でもわかるように、安心と安全を伝えるためには、ADLの数々の失敗を、「だめね、だめ、だめ」と叱責しないことです。それはすでに不可能になっている、洞察的心や「過誤調整」をもとめることになります。叱ってばかりいると本人は安心感がもてず、その場所が居づらくなります。施設や病院にあっては帰宅要求が、家庭にあっては（幻の実家）里帰り要求が頻発するでしょう。

「いま・ここ」の喜びと楽しみ
　つぎに、医療機関でおこなわれている認知症の非薬物療法、もしくは介護施設での介護ケアプログラムについて取りあげます。このプログラムは、医療と介護で名称の違いはあっても具体的内容は酷似しており、詳しくは専門書を参考にして下さい。
　これらを実施するにあたっての力点は、ほぼ減弱している洞察的心を刺激せず、情緒的心を支えるに限る、ということです。言葉をかえると、訓

練的学習や記憶力を向上させる目標をもってはいけません。

　かつて、記憶をよくしようとして、「大人のドリル」の単純計算がおこなわれたことがありました。それは認知症初期にはある程度有効であっても、中期には禁忌となります。忘却の彼方にある概念素（数学計算）を活発化させようとしても、頓挫するだけです。

　なにより肝要なことは、高橋幸男[26]のように、記憶庫の奥底につよい印象として残っている楽しい思い出を浮かびあがらせ、「いま・ここ」にありありと引きだすことです。

　遠隔記憶の知覚素（視聴覚素・身体感覚素・運動素）や状況素（場面素・情動素・手順素）を再生させ、五感（見る・聞く・触る・匂う・味わう）と身体（目、口、首、手、腕、体幹、脚、足）を動かし、快感情を表出させる状況を作りだすこと、ともいえます。

　その人の楽しかった場面や身についている仕事、いわゆる昔取った杵柄を応用します。屋外にあっては畑仕事、草取り、海水浴、散歩、野草観察なんでもよいとおもいます。屋内にあっては、お手玉、料理、カラオケ、民謡、踊り、塗り絵などです。

　加えて、ゲートボール、グラウンド・ゴルフ、簡易ボウリング、ゆったりストレッチや体操、輪投げ、玉遊びがあります。介護スタッフは、「いま・ここ」にいることが「いかに楽しく、いかに自分が認められているか」という本人の共感を、演出することです。

　童謡やカラオケを熱唱すれば口の運動とともに、過去の情景が思い出されます。畑に行って芋掘りをすれば、目、手、足の運動になり、新鮮な空気を吸って肺が賦活されます。ある利用者は、笑いや涙がとまらなくなる多幸と涕泣の情動失禁になりますが、それでよいのです。無表情や無関心の状態ではなく、情緒的心を笑いと涙で活性化させることです。

　本人が「楽しい」と体験できれば、介護サービス参加に満足がえられ、それは「いま・ここ」の喜び、生き活きした充実感につながります。そのためにも介護スタッフは、利用者の個人史（表4-1）を知っておくことです。

「楽」は楽（たの）しいのみならず、緊張をほぐし心身を楽（らく）にさせる効果もあります。

以上のような「安心と安全」および「喜びと楽しみ」が実現できれば、〈自分としての身体〉のゆらぎは鎮まり、心身ともに「やすらぎ」がえられるでしょう。

語りを傾聴

折りにふれて私は、認知症者の人生について個人史を参考に、本人の語りを聴くようにしています。何回も面接していると、時間の乱れが随所にみられ、現在が過去に、過去が現在に宙を飛んだように話されます。それに対して一切「過誤調整」はせず、語るにまかせるのです。毎回同じ内容をリフレーンする方が多いのですが、「それ、きいたよ」と制止はしません。

語るにまかせ、感情にまかせ、ときに笑い、ときに涙ぐみますが、それに共鳴するのみです。湧いてきた過去の出来事に同感し、「いま・ここ」を喜ぶことです。

前項の抗パーキンソン薬しか投与していない男性は、太平洋戦争中東南アジアの激戦地を生きのびた復員兵でした。すでに認知症中期後半になり、会話も困難で、話しだすととまらず、滅裂傾向のジャルゴン錯誤（失語症の一種）になっていました。気分のよさそうなある日、つぎのことを聴いてみました。

「ビルマ、それともマニラ、サイゴンにいた？」と問うと、本人「なんか、わからね…。あー、ビルマ、インパール、わかる…。なつかしい気がする…」と答えました。つづけて、「場所か、これも、数あるな…」と言いつつ、考えるようにして突然、「…モールメン！」と絶句したのです。その後、興奮気味でジャルゴン錯誤になり、面接を中断せざるをえませんでした。

主治医は発語の意味がわからず、患者のでまかせ応答と推定しました。1年後、たまたまビルマ戦記の本[27]をパラパラめくっていると、「モール

メン」がその国の地名で本人ゆかりの地であることを知りました。

　70代認知症の女性は、老健入所3年目ですが、つい「1週間前にきた」、居住地は「秋田市の某所だ」と言いながら東北地方南部の都市名をあげるなど、時間と場所の見当識がいちじるしく障害されていました。
　ところが小学生時代に経験した空襲警報の話は、熱弁しました。真夜中、空襲警報が鳴ったので当然灯りを消し、外の防空壕に行く準備をします。本人の父親は、布団にはいるとき褌をはずし、真っ裸で寝る習慣があったそうです。
　いざというとき、枕元においたはずの褌が見あたりません。暗いなか探すがわからず、ついに灯りを点けたといいます。なんとか探しあて、防空壕に走りました。後日、隣近所の人たちが胡散臭い目つきで、「おまえの父さん、スパイか。空襲のとき灯りを点けて」と、大笑いしながら話してくれました。
　その他、黒豚飼育と狼夜襲、ホワイトライオンと歯磨き運動、英国王室御用達紅茶をたしなむ八百屋のおかみ、見初められた改札係こまち娘の話など、老男老女が身をのりだし目を輝かせて語ってくれました。

　認知症中期において、洞察的心を刺激すれば怒・哀から行動・精神症状がこじれ、一方、情緒的心の快感情を支持すれば喜・楽が高まって行動・精神症状の軽減をみちびき、精神的平穏が維持されるとおもわれます。
　怒・哀を喜・楽でつつむと、怒りや哀しみをおだやかにさせるのです。人生の彩りを表現する四字熟語に「喜怒哀楽」とありますが、怒と哀を喜と楽ではさんでいるではありませんか。
　おそらく古人（いにしえ）も、ある人が怒と哀で辛く苦しんでいるとき、喜と楽でつつみこみ慰めたのでしょう。認知症者も等しくしたいとおもいます。
　介護のこのようなケアによって、行動・精神症状を緩和し、「いま・ここ」をやすらぎの毎日に過ごさせることができれば、向精神薬の減量や中

止も可能となります。

> 5 ●認知症後期の医療と介護

　認知症後期の医療と介護について話すところまできました。図4-4でわかるように、「認知症状の医療」は後期前半でおおかた終了します。それは、右肩下がりの認知機能低下によって、ある段階にくると認知症状そのものが発現できなくなるためです。
　その時期を後期後半としましたが、それと入れ替わりに身体症状重症化が前景にでてきます。後期後半は「身体の医療」が主となる時期、といえます。

後期前半の医療と介護
　中核症状重度ゆえ、ADL身の回りは全介助になります。たとえば、食事時にスプーンを持たせても、茶碗内のとろみ食をグルグル回すだけで摂食の意味がわからず、口元まで運べません。
　言語表現も断片化し、意思表示も不可能で疎通性は低下します。つぎのような経験もしました。

　前頭側頭型認知症後期の男性。昼食時間がきたので立位から椅子に座らせようとしました。本人は看護スタッフの指示が理解できず、膝を折ることができません。男性看護師が後ろにまわって体に密着し、重ねるようにして膝を折り、ようやく座位にさせました。麻痺や膝関節拘縮はなく、なにげないときには自らすっと座ることができるのに、です。数時間、立位のまま困惑していることもありました。

　行動・精神症状もまたたくまに消退します。認知症中期にあれほど周囲

を悩ました妄想や幻覚、妄想性同定錯誤症候群はみられなくなります。ADL起居・移動が制限されるゆえ、不適切行為や危険行為の行動異常も減少します。状況統合不全は状況統合不能になるのです。

といって、無目的の徘徊、収集癖、異食、独り言はありえます。なかでも、心の底からしぼりだす独り言や叫声は、寝たきり状態でも持続することがあります。生き方で自負心のつよい人や隠忍の人に、この傾向がみられるようです。こういう症例がありました。

93歳の女性で、山歩きや炭焼で生計を立て、男勝りの人生を過ごしてきました。3年前認知症を発病しましたが病状が悪化、とくに叫声が大音量で入院しました。主治医が寝たきりになっている本人のそばによると、「おい、おい、おじさん。めし食わせねーかー」と言います。叫声に、抗不安薬や抗精神病薬を投与しますが超高齢で有害事象がつよく、中止しました。

自問自答が興奮状態になって、絶叫調になるのです。「おれ、山、いったぞ。おめーに、できねー。おれをバカにして」とも言います。だしぬけに、「おとーちゃーん、おかーちゃーん」と、はるか昔に世を去っている実父母を大声で呼びます。

看護や介護スタッフが、「これまで頑張ってきたのだから、ゆっくり休んでいいよ」と話しかけると、一時だけ「そうか、ゆっくりしていいんだな、わかった」と気持ちがなごみます。それが小1時間もすると、自問自答の独り言が叫声にかわるのでした。

この叫声の方は例外ですが、大部分の患者は後期前半で認知症状がほぼ消失するゆえ、これまで病状の軽重によって減量しつつあった抗認知症薬と向精神薬を、すべて削除する時期でもあります。

身体症状は、再三指摘したようにADL起居・移動も著明に制限され、座位、立位、移動の意味が理解できず全介助になります。ついには寝たきり状態に至ります。

認知症状に対する「個別の介護」(図4-3) は終わりを告げ、「身体の介護」が中心になりますが、この場合でも「基本の介護」をおろそかにしてはなりません。
　プライバシー尊重として、衣服着脱や排泄処置はカーテンで周囲を覆って実施します。女性患者の身体診察であれば、女性看護師による介助と、胸部や腹部診察では衣服やタオルケットで隠すようにするなどです。

　認知症状が消退するとは、なにを意味するのでしょうか、ひと言したいとおもいます。それは、認知症の進行に応じて、朽ちつつある〈生体としての身体〉のなかに〈自分としての身体〉がのみ込まれ、わけても洞察的心の表出が不可能になってしまうことである、と。宇宙と素粒子の連鎖を図像化した佐藤勝彦の「己の尾を呑み込んでゆくウロボロスの黙示」[28]のように…。

<u>後期後半の医療と介護</u>
　すでに、認知症状自体のそれではなく、身体重症化に対する医療と介護になります。ADL起居・移動障害も重度で四肢関節拘縮となり、寝たきり状態です。意識障害もあらわれ、遷延性意識障害や持続性せん妄様状態がでてきます。
　遷延性意識障害とは、睡眠覚醒リズムはあり、開眼はできるものの意識混濁が持続し、言語疎通不良、自力の摂食や起居・移動は不可能、尿・便失禁の、寝たきり状態のことです。1章の図1-5でいえば、脳の障害が大脳皮質のみならず脳幹まで波及している状態です。遷延性意識障害の例を示します。

　「モールメン」と絶句した元兵士。病状は急速にすすみ、2年後認知症後期後半の遷延性意識障害となり、経鼻による栄養補給を施行。
　あるとき、ベッドで目をつぶっているので「おはよう」と声をかけると、

発語はないですが、目をパッチリ開けきょろきょろしました。この時期でも聴覚は残っているといわれており、耳元で「モールメン、わかったよ」と問いかけると、かすかに表情がうごき、口元がほころびました。

　持続性せん妄様状態には、精神運動興奮はほとんどでませんが、軽度意識混濁、偽幻覚、錯視、模索運動、仕事の真似が出現します。しかも、この状態は、初期に出現する一過性せん妄とは異なって持続し、一瞬我に返ってもすぐ元のせん妄様状態にもどることが特徴です。その症例をのべます。

　9年経過した認知症後期の85歳男性が入院しましたが、ベッド上でつぎのような仕草がありました。両手を伸ばし、宙でなにかをつかもうとしています（模索運動）。問いかけると、「ほー、なんか、ちょっと。ほら、せん、せん」と、意味不明でどこか夢うつつの感じでした。

　加えて認知症後期は、免疫機能や嚥下機能の低下、低栄養があらわれ、本人の持病である慢性疾患の、糖尿病、高血圧症、腎疾患、心・肺疾患の悪化もみられます。
　原因不明の骨髄異形成症候群、重症爪白癬や褥瘡、低蛋白血症、誤嚥性肺炎、鉄欠乏性貧血、尿路感染症、四肢浮腫、胸・腹部浮腫の合併症がかぶさると、全身状態は悪循環におちいります。流行性のインフルエンザや感染性胃腸炎が追いうちをかけると、身体重症化は一段とつよまります。後期後半は身体各科、なかんずく内科的治療の比重が増大するのです。
　介護ケアも「身体の介護」が主になりますが、寝たきり状態本人の琴線にふれる静かな音楽をBGMとして流す、「基本の介護」も忘れないようにします。耳元での、日常のあいさつ、人生への共感や励ましなど、情緒的心を和ませる言葉は、心魂にとどいているとおもわれるのです。

終末期の延命処置

　種々の身体的治療や介護をしても、患者自身の生命予後は悪化の一途をたどります。食事も摂れなくなり身体重症化がいっそうすすめば、人の運命として終末期すなわち死が近づいています。

　終末期とは、「病状が不可逆的かつ進行性で、その時代に可能な限りの治療によっても病状の好転や進行の阻止が期待できなくなり、近い将来の死が不可避となった状態」[29]です。

　この終末期を現在の医療現場では、どのように対処しているでしょうか。一般的には、各医療機関のできる範囲での、酸素吸入、喀痰吸引、中心静脈栄養法や点滴、輸血などを施行します。

　おおかたの家族は、「それでよいので、ここで看取ってください」と同意します。一部の家族は延命処置として、胃瘻造設や人工呼吸器装着、人工透析をもとめます。そうなると、精神科病棟や介護施設であつかうことは困難です。

　終末期の最期に、昏睡状態、呼吸困難、血中酸素濃度低下、血圧低下や測定不能、脈拍微弱や触知不能、乏尿や無尿になると、死は直前（臨死期）です。

　臨死期は、患者の救急車搬送自体が死期を早めることも説明しますが、家族によっては高度な治療をのぞむ方があり、そのときは総合病院救急外来に依頼します。

　終末期について補足しますと、認知症後期後半とは限らず、認知症のどの病期でも、慢性身体疾患や合併症の悪化によって、生じうる状態です。

　認知機能が消失し、身体症状が重症化した方に治療医学がいかに無力であるか、痛感します。しかし、終末期を生命の終焉であるととらえ直せば、終末期の医療ないしは看取りの医療として、今後、真摯に探究すべき医学的ならびに国民的宿題といえるでしょう。

さまざまな認知症の方を看取りました。知人、上司、親戚、身内を認知症でなくしました。それらの方々の霊に捧げるため、『忘れな草をあなたに』（作詞木下龍太郎　作曲江口浩司）の、一行目「別れ」を「忘れ」に替えた挽歌を口ずさみながら、この章を締めくくりたいとおもいます。

第5章
高齢期を生き活き

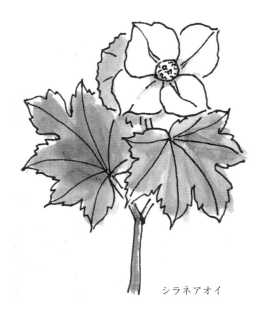

シラネアオイ

1 ● ボケは「呆け」でしょうか

　普通ボケの体験や認知症状としての病的ボケ、ならびに進行性認知症の全経過を既述しました。これは、生命を授かった人間にとって多種多様な生涯が待ちうけていることを示しています。

　その時点、時点での「いま・ここ」で、人びとは精一杯生き活きせざるをえません。

　では、高齢期の「いま・ここ」を「生き活き」するには、どのようにしたらよいでしょうか、仮説したことを一歩すすめて、本書のまとめにしたいとおもいます。

　ここでは、これまで片仮名で使用していた「ボケ」の用語について考察します。

痴呆から認知症に
　病的ボケが「認知症」といわれるようになって約10年たちましたが、急速に「ぼけ」という言葉が聞かれなくなりました。病的ボケはそれ以前、「痴呆」といわれていました。しかし高齢社会の現在、痴呆の名称に対する反対論が喧しく(かまびす)なっていました。いわゆる差別語との社会的批判です。

　平成16年6月厚生労働省は、「『痴呆』に替わる用語に関する検討会」30)を立ちあげ、「痴呆」の問題点をつぎの3点にしぼりました。

　一つは、この用語が「あほう・ばか」に通ずる側面をもち、痴呆患者や家族に苦痛を感じさせることです。

　二つ目は、痴呆は一般に、「それに罹るとなにもわからなくなってしまう」ととらえられていました。ところが近年、痴呆の当事者(4章3の一関やクリスティーンら)が自らの気持ちを発言しはじめており、現状に即していないことが明らかになってきたのです。

　三つ目に、保健医療関係者が早期発見・早期診断に取りくむとき、その

支障になっている点です。

　「痴呆」の用語成立経緯をみると、明治末期に我が国精神医学の権威呉秀三が、ドイツ語「Demenz」(ラテン語de-mens) の訳語としたということです。

　そこで、「ちほう（痴呆）」について名ある国語辞典にその意味をさぐりました。新編大言海31)は見出し語にありません。広辞苑第五版32)と日本国語大辞典33)は見出し語につづいてほぼ同じ語義で、「獲得した知的精神的能力が失われて、元にもどらない状態をいう」としています。

　つぎに、「痴呆」を各々「痴」と「呆」にわけて、語意をしらべました。まず「ち（痴）」をみると、3辞典とも「おろか。ばか。あほう」の意味です。

　「ほう（呆）」をみると、新編大言海には見出し語になく、あとの2辞典は「おろかな。阿呆・痴呆。呆然」となっています。

　これらから、「痴呆」も「痴」と「呆」も、その語義に人をさげすむ内容がふくまれていることは事実といえます。厚生労働省はそれらを勘案して平成16年12月、「『痴呆』に替わる用語に関する検討会」の報告書を、つぎのように結論づけました。

　一、「痴呆」の用語は侮蔑的で、その実態を正確にあらわしていない。
　二、「痴呆」に替わる新たな用語は、「認知症」が適当である。

　そして、同月以降行政用語として「痴呆」ではなく「認知症」をつかうよう通達をだしました。これを受けて、老年精神医学会、日本精神神経学会、その他関連学会も、「痴呆」ではなく「認知症」を用いるようになりました。

ボケと「呆け」の混交

　ただ残念なことは、「痴呆」が「認知症」に替わるのと時を同じくして、「ぼける」の使用が憚(はばか)られるようになったことです。たしかに「ぼける」に漢字を当てはめると、これまでは「呆ける」といい、「呆」がつかわれていました。「呆」は痴呆や阿呆を連想するゆえ、人を貶(おとし)める印象をあたえます。

　念のため「ぼける」を各辞典でみました。

　新編大言海は「惚・耄、ぼく（惚）の口語。『ぼく』は『ほく』に同じ」とあ

ります。この辞典は昭和57年発売ですが、底本は昭和5年発刊の大言海です。「新編」はもとの大言海を現代仮名遣いに改めただけであり、見出し語と意味は当時のままです。昭和初期を代表する辞典の見出し語に、漢字「呆」はないのです。

広辞苑第五版では「ぼける（惚ける・呆ける・暈ける）は『ほける』の転」とあり、語義として「①頭の働きや感覚などが鈍くなる。ぼんやりする。もうろくする。②（暈ける）色が薄れてはっきりしなくなる。物の輪郭がぼんやりする」となっています。

日本国語大辞典では、「ぼける（惚・暈）は『ほける』から」といい、広辞苑第五版とほぼ同じ語義が記載されています。

漢和辞典の漢語林[34]は、「呆」の訓読みに「ぼ」はなく、もともと「呆（ぼ）ける」の見出し語もありません。音読みは「ほう（はう）」です。

結果として、「ぼける」の見出し語に漢字「呆」を載せている辞典は広辞苑第五版のみです。といって、それがいつごろから載せられたか、定かではありません。これは厚生労働省の検討会でも指摘しており、報告書で「ぼけ」をつかうな、とは書いていません。

ここまでの変遷をまとめると、漢語由来の「呆」には、音読みの「ほう（はう）」しかありませんでした。つづいて「呆（ほう）」の音読みに「ける」がついて、訓読み「呆ほ（う）ける」としたとおもわれます。さらに、「呆（ほ）ける」が「呆（ぼ）ける」になり、漢字「呆」の訓読みに「ぼ」けるが定着したのでしょうか。音読みと訓読みの混交は、日本語でときおり生ずるといわれています。

「ぼける」は「ほける」をもとに派生しており、漢字としては「惚・暈」が先にありました。「呆」は、「痴呆」の概念ができた後に取りこまれた可能性があります。

本来、加齢による心身機能の低下はいかなる時代においても経験されており、年長者を尊重する社会的慣習はどの地域にもあったはずです。それが、近代科学の思想的根拠が論理性や明晰性を第一義にしたため、普通ボ

ケや病的ボケによる心身機能低下にともなう「もの忘れ」や「間違い」が稀ならず生じる老齢者に、差別的位置づけの「呆（ぼ）」けるがつかわれるようになった、といえないでしょうか。

これらを考えると、痴呆の名称が認知症になったとの理由で、「ぼける」を取りのぞく必要はないとおもいます。

若いころ、ある年齢に達してちょっとした不注意やミスがでて、これまであり得ない自分の失敗を自覚したとき、「すこしぼけてきた」と苦笑いしたものです。長年乗っていた車のエンジンがおかしくなったのを感じて、この車「ぼけたか」とも嘆いていました。

「ぼける」に漢字の「呆」をあて、「呆ける」としたために、「ぼける」そのもののイメージがわるくなったようです。それゆえ本書ではこれまで、片仮名の「ボケ」と表記してきました。

ボケに適切な漢字は

では、「ボケ」にはどのような漢字が当てはまるのでしょうか、つぎにのべたいとおもいます。

前述の3辞典から「ぼける」をひきました。すると、「惚・耄・呆・暈」の4字が抽出され、3辞典共通の漢字は「惚」だけでした。

「惚」を漢語林でひくと、音読みは「こつ」といい、意味は「①うっとりする。②ほのか。奥深い。③惚れる」とあります。この「惚」を字解すると「忄+忽」となり、「忽＝かすかなさまの擬態語」に「忄＝心」が合体して、「意識（心）がかすかでうっとりする」が原義とのことです。「惚」を訓読みすると、「惚（ほ）れる、惚（とぼ）ける、惚（ぼ）ける」です。

これらのことから、ボケの漢字には「惚（ぼ）ける」を当てたいとおもいます。

普通ボケの「ボケ」は、〈生体としての身体〉が「脳と身体」機能低下で惚（ぼ）やけ、減弱しています。にもかかわらず、〈自分としての身体〉＝心（こころ）は健全で物事に熱中し、惚（ほ）れこんで生き活きできる、とい

う意味で漢字の「惚(ぼ)け」を当てはめたいのです。自分ができることに身を入れ、「いま・ここ」の生に惚れこむ気持ちがこめられています。
　普通ボケとは「惚(ぼ)け」です。熱中し夢中になるとは、対象に惚(ほ)れる、惚(ほ)れこむことをいいます。まわりや雑事を忘れるくらい、一心に惚(ほ)れるのです。
　若いころ、みめ麗しき乙女に惚(ほ)れこんだ経験をおもちの方もいるでしょう。いま思い出すと、その乙女は視覚表象素としてイメージできますが、当時どのように一日を過ごしていたか、子細には再生できないのではないでしょうか。
　なにかに惚れこむと、それだけに心をうばわれるため、周囲がぼやけます。ぼやける、ぼんやりするの「ボ」の漢字も、「惚(ぼ)」です。
　つぎに、病的ボケの「ボケ」には、どのような漢字を当てはめればよいでしょうか。病的ボケを患うと、「いま・ここ」で生き活きする「生身の自分」と周囲(外的世界)との関係が、健常のときと比べて、「ぼやけ、焦点がくもる」(状況統合不全)という意味で、やはり「惚(ぼ)け」を当てたいとおもいます。
　同時に、〈生体としての身体〉が朽ちつつあるなかで、〈自分としての身体〉もゆらぎ、まとまりに欠け、両者がぼやけるという状態からも「惚(ぼ)け」といえるのではないでしょうか。
　普通ボケは加齢によるもの、病的ボケは疾患によるものとの違いはありますが、対象(外的世界)がぼやけ、自分自身もぼやけるという意味で、漢字は同じく「惚(ぼ)け」でよいと考えます。
　普通ボケと病的ボケの惚(ぼ)けは、状態の軽重はあっても、人間の性(さが)として同一線上にあるのではないでしょうか。そのような観点でみれば、認知症は誰でもなりうる可能性を秘めているといえます。

2●人の生を顧みると

　高齢期の「いま・ここ」に私は立っています。これからの生は、終焉にむかってすすんでいますが、ひと息ついて、来し方の人の生をふり返ってみたいとおもいます。
　文明史のなかで人の生は、本来「生まれ活き死ぬ」しかなかったとおもわれます。そこに病や災難が加わり、不慮の死が訪れました。それを克服することによって寿命が延び、「老い」が現前化したのではないでしょうか。
　現代文明は、その真っ只中にあります。とりわけ日本は少子高齢化の新たな時代をむかえ、これまでにない創意がもとめられています。

生まれ活きるとは
　自らが生まれるとは、どういうことでしょうか。気がついたら自分は、「ある時代に、どこそこの国の、どこそこの場所で、○○家の両親から生まれた」と、3歳ごろ物心がついたら決定されています。芥川龍之介『河童』のように、出産直前「僕は生まれたくありません。第一、僕のお父さんの…」[35]といって、胎児が洞察的心をもち、出生を拒否することはできません。
　考えようによっては両親も、祖先を縄文時代まで遡っても、同様に親・地域・時代を選べません。
　なぜ、日本人に生まれたか、を問うことはできないのです。外国人に生まれても、アマゾン奥地に石器時代を生きる一住民であってもおかしくはありません。
　ところで、人として生命をもつとはどういうことでしょうか。父（ヒト霊長類オス）の精子と母（ヒト霊長類メス）の卵子が結合して胎児になります。では精子の卵子のなにがと問われれば性染色体、そのなにがと問われればDNAに組みこまれた遺伝子情報が、その構成最小単位は「酸素・炭素

・水素・窒素…」の元素にゆきつきます。

　問いをそのように追求すると、宇宙誕生137億年の時空間のなかで38億年前に、複雑多様な条件が重なって生命が誕生したことも、考慮しなければならないでしょう。生命そのものが偶然であり、「私」の生も偶然かもしれないことを暗に示しているのです。

　そうはいっても、私は「いま・ここ」に生存している厳然たる事実があります。自らにあたえられた能力、性格にしたがって、生き活きせざるをえません。

　そして、人は活きだします。活きる過程で、境遇、父母、他者、職場、社会、時代との幾多の困難や葛藤をかかえ、のりこえてゆきます。

病と災難

　そこに大きくたち塞がっているのが、病と災難です。この両者によって、過ぎ去った歴史のなかで大部分の人間は命を縮めました。

　病には、直接死にむすびつくもの、慢性化するもの、障害をのこすものがありました。その範囲が、個人にとどまるものから、家族、部落、国や世界中に拡がる感染症までありました。

　災難には、自然災害、たとえば地震、干ばつ、火山噴火などと、人為的災難、たとえば国家間の争い、事件、事故、火災などがあります。

　太平洋戦争末期の姉の話です。母におぶさって姉と食堂に入りました。十数分後、空襲警報が鳴り、近くの防空壕に避難した途端、目の前の食堂に爆弾が直撃し、炎上したとのことです。間一髪の命拾いでした。

　病にしろ自然災害にしろ中世時代までは、それを超自然的なものの仕業（悪魔・鬼・疫病神…）として、祈禱や悪魔払いによって解決しようとしました。

　その後、医学や科学が発達し、病気や自然災害はコントロールできるよ

うになりました。人為的災難も、国家間の争いは条約で、個人のそれは法律で対処し、被害を最小限に食い止められるようになっています。

老いとは

　このような進歩をへて、人は「老い」といわれる高齢期まで生き延びるようになりました。

　日本人の平均寿命を例にとります。乳幼児死亡率の高かった江戸時代では、酒井シヅによると、男性27.8歳、女性28.6歳[36]でした。それが、平成25年には、男性79.6歳、女性86.4歳まで飛躍的にのびています。

　ただ、だからといって「老い」、加齢による心身機能の低下（普通ボケ）がなくなったわけではありません。〈生体としての身体〉低下は、全身の臓器にあらわれます。ひとつの例をあげると、『生命の意味論』[37]で多田富雄は、免疫超システムを作りだす胸腺が年齢とともに縮小し、60代には10代の7分1になり、若者にとっては何でもない風邪すら防御できないといいます。

　知能の優劣、地位の高低、貧富などにかかわらず万人に、「老い」といわれる心身機能の低下はまぬがれないのです。知の巨人吉本隆明の『老いの超え方』[38]を読んでもしかりです。

　しかも、老いたからといって、病と災難が相殺されるわけでもありません。老年期ほどそれらが死に直結しやすいことは、昔も今もかわりはありません。

　歴史のなかで、「不老長寿」の寿命を長くする夢（長寿）は実現できました。それは病と災難が減少したため、生命を長く維持できるようになったからです。

　片や、「不老」を実現することはできませんでした。普通ボケは人の自然史として、当たり前の現象であることを再三のべました。

　病的ボケの予防はできるのでしょうか。須貝佑一の『ぼけの予防』[39]によると、生活習慣を正す、偏食をしない、摂取カロリーを過剰にとらない、ビ

タミンCやEの食物をとる、家に閉じこもらず人に会い運動をする、などです。なんのことはない、至極ごもっともで、あらゆる病気予防、ことに生活習慣病予防と同じ注意書きです。

とはいえ、このような病的ボケ予防を実践していても、90歳過ぎの超高齢になると、認知症発病の頻度は格段に高くなる、とも指摘しています。

ここで、それまで健康で活躍していた方が、90歳をこえて急に病的ボケになった実例を紹介します。

身内の例をあげて恐縮ですが、つぎのような叔母がいました。80歳まで全世界30数カ国をまわって、キリスト教伝道に励んでいました。90歳ちかくに会ったことがありますが、「小学校の同窓会に出席すると、わたしより10歳も若い人が、もうよぼよぼ。ワッハハ」と朗笑していました。

94歳になった前後から、年賀状の郵便番号欄に電話番号をいれ、たまに電話すると同じことを十数回くり返していました。

あるときせん妄で発見され、ただちに近在の親戚が病院にはこびました。軽い脳梗塞との診断でした。もはや一人暮らしは無理、とのことで介護施設に入所したのですが、急速に認知症が進行しました。

清廉な生涯をおくり、私にとって精神的支柱であった叔母が、このようになるとは考えてもいませんでした。

これは、どのような経歴の人物であれ、認知症になりうることを物語っており、現在の医学レベルで、病的ボケを十全に予防することはできないとおもわれます。

ましてや、「不老不死」は絵に描いた餅、自然の摂理を無視した、人間の傲りといえるでしょう。

急に、「老い、老い」を連発しましたが、これは昔から加齢とともに感じる（一般的には50代前後からでしょうか）心身機能低下（老化、本書では普通ボケ）です。

これまでつかっている高齢とは、WHOがきめた定義で65歳以上の人をいい、わが国でも行政用語として、高齢化率、高齢者医療などと使用しています。それにしても、高齢とはいうものの、青齢、中齢がないのはどうしてでしょう。妙齢はありますが…。

死とは
　自らが、ある時代ある場所である両親から生まれたことは、偶然であると前述しました。
　これに対して、死がいずれ訪れるという自覚は、意識清明であれば誰でも持ちえます。とくに高齢期の「いま・ここ」にいる人びとにとって、死が近づいていることは漠然とですが予想できます。
　死とは自らにとって、生命を授かること以上に、必然と認識できるのです。
　この死は、どのような形であらわれるのでしょうか。それには、「突然死」と「終末期（を経過する）死」の2様態があります。
　第一に、突然死をみると、2つにわけられます。災難死と病死です。災難死は全年齢にあらわれます。最近は、異常気象による災害や大震災、突発する事故や事件によって、突然死に見舞われる機会が多くなっています。
　病死は、発病したらすでに重症の、急性致死性疾患です。重篤な心臓、肺、脳疾患などがあります。
　第二に、終末期死はどうでしょう。これも2つにわけられます。まず、自然死といえる状態の、医学的に疾患がないにもかかわらず全身状態がゆっくり衰え、食物を摂取できなくなる、いわゆる「老衰」死、寿命です。肝心なことは、「食べないから死ぬ」のではなく、「死が近づいているから食べられなくなる」ということです。
　終末期死の二つ目は病死です。慢性身体疾患の重症化、末期ガン、前述した進行性認知症後期後半の身体重症化です。
　これら2つの様態のうち、突然死は自ら意思表示はできませんが、医療機器や治療処置で一定期間生命を延ばすことができる終末期死は、その延

命処置に対して自らの意思表示が可能です。

　前提は、本人が洞察的心のある意識清明のとき、延命処置の方法を自ら文書で意思表示しておくことです。なんらかの自筆文書があれば、家族も担当医療者も終末期の延命処置について、判断に難渋しないのではないでしょうか。

　ところが、重い病で意識障害になったり、進行性認知症で洞察的心が消失したりすると、その時点で本人の意思確認はできなくなります。終末期を看取る家族や関係者は、どの段階で医療を終了してよいか、困惑するのです。

　終末期に延命処置を選んだ場合、これまでのべた種々の処置がありますが、これらの治療を継続しても生命は徐々に死に近づいています。そのうえ、患者のQOL（生活の質）は、延命処置のためいちじるしく低下します。

　半年から数年の延命がありえますが、くり返される重症感染症、胸水や腹水、血管吸収不全による出血斑、全身のやせや全身浮腫をともない、四肢拘縮した無残な姿になります。

　このような延命でよいのでしょうか。自死をすすめているわけではありません。高齢者の終末期をどのように扱ったらよいか、日本人の死生観[40]が問われている、といいたいのです。

　従来、深沢七郎の『楢山節考』[41]は姥捨て山の典型例であるといって、マイナスの論調が多かったとおもいます。再々読すると、これはその時代に生きたある老女の、自ら生の死期をみさだめ、その時代のルールに則った尊厳死といえるのです。

　私は、両親を末期ガン発病で、義父母を認知症で亡くしました。彼らを看取りながら医療関係者として、自らの終末期延命処置はどうあるべきか家内と相談しました。家内とともに事前指示の書類をつくり、子供らにそのコピーを保管させました。具体的内容は、ほぼ尊厳死協会[42]の文面になぞらえました。

ここで唐突ですが、本書をお読みの高齢者のみなさん、ことに医療や保健・介護関係者のみなさんに訴えたいとおもいます。自らが終末期になったとき、どのような延命処置をしてもらいたいか、検討していただきたいのです。これまで面と向かって取りあげられなかった死生観を深めるためにも、身近に死を直視している関係者が、自らの死を真剣に議論にのせる時代にきているとおもいます。

　医療・保健・介護関係者自身、あるいは高齢者として自らの行く末を考えている方々が、意識清明で「洞察的心」のしっかりしている時期に、自分の身内と死生観を話し合い、自らの終末期延命処置を選び、文書化しておくのです。

　なお、これは延命処置を必ず中止するという限定された選択をいっているのではありません。自らがこの世の生に、「どのような方法であっても、延命を持続したい」との望みであれば、それも一つの意思表示です。

　問題をみつめている方々が運動をおこせば、現代医療のネックになっている、終末期をどのように対処したらよいか、社会全体に浸透してゆくのではないでしょうか。

　死・後については、自ら語ることができません。〈生体としての身体〉が現世から消滅することはわかりますが、〈自分としての身体〉である心（こころ）に属していた魂の行方については、古今東西諸説があります。場所は、山や森などの自然界、黄泉（よみ）、極楽浄土、天国、地獄、無といいます。そこで幽魂は、霊魂、神や仏になる、復活する、無のまま、ともいいます。それは哲学や宗教の使命であり、個人として答えることはできません。

　本節は、来し方をふり返りつつ、行く末をみてきました。それは人の生にとって、「生・老・病・死」ですが、死についての現状をやや詳しくのべました。これは高齢期になれば、いつ何時「お迎えがくるか」予期できないからです。

不安におののいているのではありません。死を想うことは、「いま・ここ」の生をみつめ、活きなおすことにつながります。高齢者の生とは、命を延ばして「生きる」だけではなく、生活の質を年齢に応じて維持しつつ「活きる」ことであるゆえ、筆をすすめました。

3●高齢期と仲よく

ここまでいろいろ論じてきましたが、なにはともあれ、「いま・ここ」高齢期の渦中で暮らしています。それをどのようにしたら仲よく過ごせるかについて、話したいとおもいます。

自分にとって、人生の必然である普通ボケを、容認せざるをえないことはわかりました。さりとて、それを受けいれ人生を楽しむ、と覚者のごとく悟りをひらいたわけではありません。凡人は普通ボケにむかいつつ、日々をどうするかで四苦八苦しています。

普通ボケの影と光
普通ボケのメカニズムをおさらいしてみると、心身機能低下ことに「脳と身体」や記憶の低下があるといいました。「いま・ここ」の記銘量や速度はにぶります。その延長に、これまで記述してきた普通ボケの素顔があらわれます。ここまでは欠落状態としてのマイナス面、影です。

と 小人(しょうじん)は萎縮しますが、「もの忘れ」や忘却を逆手にとって、堂々と世に問う大人(たいじん)もいます。たとえば赤瀬川原平。「もの忘れ、足どりのおぼつかなさ、物語のくり返し…」を新たなエネルギー資源ととらえ、『老人力』[43]の名称のもと、胸を張ろうというのです。

たしかに彼の発表のあと、「〇〇力」と3文字表記の造語が、雨後の竹の子のようにでてきました。責任力、鈍感力、女子力…。まさに「老人力」の威力といえるでしょう。

外山滋比古は『忘却の整理学』44)で、忘却の大切さを説いています。それによって頭の掃除ができ、考えがぐいぐいすすむというのです。
　人生にまとわり付いていた不要な残滓がそぎ落とされ、浮かびあがってくる自らの生があるのです。両大人(たいじん)の考えは、普通ボケのプラス面、光といえます。
　普通ボケの対処法さえおさえていれば、いままで成しえかったことにチャレンジできることを示唆しているのではないでしょうか。
　それは老いる身にとって、〈生体としての身体〉の「脳と身体」機能低下はありますが、〈自分としての身体〉＝心（こころ）は健全だからです。この心（こころ）の一要素である「洞察的心」がモニター司令室をうごかし、思考を自在に操って「過誤調整」をおこなっていることからも、なにかに傾注できそうだ、とうなずけます。
　心（こころ）が元気であれば、情動システムの意欲が亢進して予測記憶が泉のように湧き、記憶庫の底にしまい込んでいた実現したいことやライフワークに取りかかることができるのです。

老いを磨く

　それらを素地にして、「いま・ここ」での作業について考えます。まず、時間枠にとらわれない合目的性作業をふやします。その場合、異所同時複数の実行は極力ひかえます。浮動性作業も安全が保証された場所で活性化させます。
　つぎに、可視化された目印素を動線上の身近におきます。万一、漢字や名前忘れがあれば目印素の辞書や名簿をひけばよいのです。このような心得をもっていれば、「いま・ここ」で有益な合目的性作業が可能になります。
　さらに、老いても社会との接点をたもてるよう、つぎのことを脳裏にきざみます。既知、既製品、既存の定説・主義を疑う姿勢をもつのです。つねに「過誤調整」の気持ちで、この世に完全無欠はないと肝に銘じて、「いま・ここ」をとらえなおします。

浮動性作業を活性化させる一つの試みとして、これまでの概念素を頻回に組みかえてみます。概念素は忘れやすいといいましたが、反面、自由自在に組みかえができます。組みかえた概念素を可視化すれば、新たな制度や定義、製品、発明、作品ができるのです。これまでわからなかった、未知のものの発見にもつながります。

　ちょっと横道にはいりますが、「惚（こつ）」の訓読みに「惚（とぼ）ける」がありました。
　惚（とぼ）けるとは、「知っているにもかかわらず知らない」という意味で、「知らんぷり」と同義です。これと相反する語意に「知ったかぶり」があり、「知らないにもかかわらず、知っている」という意味で、極端になれば自惚（うぬぼ）れになります。両者とも悪意とみれば、前者は意地悪や冷やかし、後者はほら吹きや嘘つきです。
　ただ、この惚（とぼ）けや自惚（うぬぼ）れは、漫才の惚（ぼ）け役にもつかわれ、間の抜けた会話で笑わせる効用があります。
　もし、惚（こつ）が惚（ほ）れる一辺倒であれば、毎日なにかに集中するだけで、当人は緊張をしいられ、疲労が蓄積してしまうでしょう。漫才のように、滑稽なお惚（とぼ）けと軽妙な自惚（うぬぼ）れがあれば、生活にゆとりをもたらします。親しい人びとの間では、ジョークであり、ユーモアであり、失敗談や自慢話となります。
　ところが、これをある組織の方針としてつかわれると、隠された思惑がうかがわれます。
　「知らんぷり」で、恐ろしい事例をあげます。反原発の市民科学者として一生をささげた高木仁三郎は、原子力関連の事故を調査して、隠蔽、捏造、改ざんなどが十数件あったと告発[45]しています。いずれ巨大事故がおこりうると、平成12年死の床にあって予見もしていました。
　11年後その緊急事態が、3.11東日本大震災で、福島原子力発電所1〜4号機原子炉の重大損傷となって現出しました。以前、東京電力は万全の防

止策をとっているので、大事故は絶対おこりえない、と「知ったかぶり」で地元市町村に保証していたのです。

この「安全神話」について、黒川清他は『国会事故調　報告書』46)のなかで、「…それまでの福島原発対策では全電源喪失がありうることを会社として判断できる機会があった…」と糾弾しています。

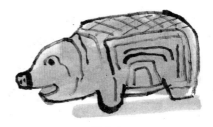

縄文イノシシ

「隠蔽、捏造、改ざん…」の「知らんぷり」の裏腹に、「安全神話」の「知ったかぶり」が横行していた、といえるのです。なにもできない一庶民は、この「惚け茄子！」と大喝したくなります。

しかし、カッカした頭を冷やして「知らんぷり」と「知ったかぶり」を、記憶の照合機能とみなおして論理学の表舞台にのせると、別の側面がみえてくるのです。「知らんぷり」とは、定義上「既知の（偽）未知化」です。「知ったかぶり」は、「未知の（偽）既知化」です。どちらも「偽（にせ）」がつくので、疎ましい底意を感じさせます。

これを「偽」ではなく、仮説の「仮」に置きかえると忽然と光明がさし、科学の方法として浮かびあがります。「知らんぷり」を、「既定の事実」を括弧にいれ、もしかすると「未知のこと」ではないか、とするのです。「知ったかぶり」を、「未知のこと」を「既知のこと」と照らしあわせ、その比較によって「未知の新しい事実」、すなわち既知化ができる、とするのです。

つまり、文明や科学の発展に欠かせない、「過誤調整」の方法論ともいえそうなのです。惚（とぼ）けの意味精査で「過誤調整」の方法論がみいだせたのです。これこそ概念素組みかえによる「老いを磨く」の実例では、と連想が連想をふくらませ、話をそらせました。

えっ、こんな構造も惚（とぼ）けと自惚（うぬぼ）れで解明できるの、惚（こつ）は奥深いな、と自らほくそ笑みたくなります。漱石枕流になっていないか、とささやく声がきこえますが…。

第5章　高齢期を生き活き

話をもとに戻すと、これらさまざまのことを気づかせてくれたのが、普通ボケの効用です。その結果、本書の「合目的性作業・浮動性作業」、「変化対応・優先選択・過誤調整」、「予測記憶」、「記憶素」などの発想が生まれました。

　これまでの心身機能低下論とはひと味ちがった形で、普通ボケや病的ボケの分析ができたといえないでしょうか。あくまで仮説ですから、今後否定される可能性もありますが…。

　もっとも、これまでの記憶論が確定されたものともいえません。成書3)に記載されている定説のなかに、厳密にいえば仮説が多々ふくまれているとおもわれます。

　高齢期であっても老いを磨いた人物を、若干取りあげてみます。女流画家にグランドマア・モーゼス47)がいます。彼女は70歳に絵筆を握り、80歳に個展をひらき、101歳に亡くなるまで、素朴派画家として独創性を深化させました。

　東大教授や国立精神神経センター総長を歴任した秋元波留夫は、95歳で1000頁超えの『実践　精神医学講義』48)を著しています。ある研究会で80代の彼の話を聞きましたが、すでに「もの忘れ」や「ど忘れ」の普通ボケを露わにしていた、にもかかわらずです。

　この他、画家では小倉遊亀、浜口陽三、作家では野上弥生子、宇野千代などがいます。

老いに惚れる

　老いると、記銘力がなくなり、もの覚えがわるくなる、とよくいいます。いずれ病的ボケになる徴候だといって、記銘力アップの訓練をします。曰く、算数のドリルや写経や大人の塗り絵です。

　もし本人がもともと算数好きであれば、どんどんやればよいのです。もし本人が写経や塗り絵好きであれば、興味をもってこなせるでしょう。算数が苦手、書字や図画も嫌いな人に強制したら、どうなるでしょうか。か

えって、普通ボケを悪化させてしまうのではないでしょうか。

　そんな学習は、まっぴらごめんです。それより、毎日を生き活き過ごすよう努力したいのです。朝起きて寝惚け眼を洗顔でスッキリさせたら、「さあ、今日はこれをしよう」と自分の予測記憶を具体化し、どんなささやかな事柄であっても、スタートを切るのです。

　これまで培(つちか)ってきた仕事、趣味、日常の楽しいこと、常々考えていたことに没頭し、夢中になり、惚(ほ)れこみたいのです。旅行好きであれば、日本全国を歩いて景観に見惚(みと)れてもよいですし、時差惚けをものともせず海外巡りをしてもよいでしょう。

　それは記銘を深め、記憶を充実させます。ひいては、近時・遠隔記憶の保持量がふえ、記憶の質が濃く、幅が広くなっています。これが「老いに惚れる」ことです。

　普通ボケから逃れはできませんが、それを手なずけて、仲よく老いと過ごすことはできます。「老いてますます壮(さかん)になる」のです。

　高齢期の「いま・ここ」に惚れ、老いを磨く意欲が、ひいては認知症予防や発病遅延の効能となる、といえないでしょうか。

　たとえ、病的ボケをもっている認知症の方々であっても、私自身が認知症にかかったとしても、介護ケアの場面で情緒的心の快感情を引きだしてもらいたいのです。それによって、前述した「喜びと楽しさ」につつまれ、「いま・ここ」の体験に惚れこみ、生き活きできるといえます。人によっては、穏和で恍惚の毎日を過ごす方もいるでしょう。

　「好きこそ物の上手なれ」の心意気で打ちこめば、これまでにない作品や仕事ができます。長寿を生きた著名人がわれわれにインパクトをあたえるのは、普通ボケや身体疾患をもちつつも、これらを自然に実行していたからに外ならないとおもいます。

　他方、普通ボケをなげき、これまでの地位や権力喪失に消沈し、生き甲斐がなく「老いに惚れる」ことができないと、はた目にその人は「耄(ふ)

け」てみられるでしょう。
　老いとは、命の限りが近づいているなかで、じつに多彩な生を満喫できる時期といえます。

おわりに

　高齢期の心身機能低下（ボケ）について、従来とは異なる仮説をもちいながら普通ボケと病的ボケを論じ、それに共通するボケ概念として「惚（こつ）」を選びました。具体的には、「惚（ほ）れる、惚（とぼ）ける、惚（ぼ）ける」です。その過程でわかってきたことは、「惚（こつ）」には侮蔑的ないし差別的な意味はまったくなく、「心（こころ）の柔軟性」を表現しているということです。

　原義の「意識（心）がかすかでうっとりする」は、〈自分としての身体〉が我を忘れて、対象に惚れこむことでした。そのものだけに心が集中した、緊張状態です。

　それでは、人として心身が耐えらません。洞察的心が、ユーモアやジョークをとばして惚（とぼ）けることを試みます。疲労も蓄積しますので、「惚（ぼ）ける」の意味にある「ぼんやり」した休息も不可欠になります。

　日々、そのような生活をしているうちに、歳月がたち高齢期になっています。気がついたら心身機能低下が生じており、対象への焦点がゆるみ、自らが惚（ぼ）けているのです。

　惚（こつ）の三態、「惚（ほ）れる、惚（とぼ）ける、惚（ぼ）ける」は精神活動の、ときにまじめ、ときにゆとり、ときにぼーっとの、リズムをあらわしています。高齢期をのりこえるとは、普通ボケをもちつつも、「惚三昧（こつざんまい）に活きる」ことではないでしょうか。

　とはいいつつも、自分専用「とき」列車の終着駅は確実にちかづいてい

ます。「いま・ここ」が何駅手前かはわかりません。普通ボケをもつゆえ毎日はスローライフですが、なぜか齢時間は新幹線の超高速です。

　人類の祖先誕生260万年、ホモ・サピエンス（叡智の人）誕生20万年、そのなかで現代人の最長命110年前後です。ほとんど、一瞬の人生でしかありません。

　それなのに、現実の社会は、人為的災難の、国家や部族間の争い、個人の憎しみや事故によって、生命がいとも簡単に失われています。なんと愚かなことでしょう。

　「いま・ここ」に生きながらえ活かされている「人のいのち」を、ないがしろにすることはできません。われわれ一人ひとりが、授けられた生命の原点にたち返ることを願って、筆をおきます。

　この本は、平成24年1月から平成25年7月まで、秋田県医師会誌「秋田医報」に30回連載した「ボケないためのボケの話」をもとにしています。それを、看護・介護関係者、認知症をかかえるご家族、高齢期に悩んでいる方々にもとどけたいとおもい、加筆訂正しました。

　出版にあたっては批評社の佐藤英之社長をはじめスタッフみなさんから、適切な助言とさまざまな提案にご配慮をいただき、心から謝意を表します。

縄文コノハズク

参考文献（引用順）

第1章
1) 中根允文他訳『ICD-10精神および行動の障害　DCR研究用診断基準　新訂版』医学書院，2008
2) 高橋三郎他訳『DSM-IV-TR　精神疾患の分類と診断の手引　新訂版』医学書院，2003
3) 浅井昌弘他編『臨床精神医学講座　S2　記憶の臨床』中山書店，1999
4) 山本義隆『磁力と重力の発見1・2・3』みすず書房，2003
5) 市川浩『精神としての身体』勁草書房，1975

第2章
6) 川端康成（二）『山の音　日本文学全集40』集英社，1972
7) 高橋英夫編『志賀直哉随筆集　老廃の身』岩波文庫，岩波書店，1995
8) 黒井千次『老いのかたち』中公新書，中央公論新社，2011
9) 谷崎潤一郎『陰翳礼讃』中公文庫，中央公論新社，1975
10) 井上ひさし『東慶寺花だより』文藝春秋，2010

第3章
11) 田川皓一編『神経心理学評価ハンドブック』西村書店，2004
12) 小阪憲司「レビー小体型認知症の診断・治療・ケア」『精神科臨床ニューアプローチ6　老年期精神障害』メジカルビュー社，2005
13) 日本老年精神医学会監訳『痴呆の行動と心理症状　BPSD』アルタ出版，2005
14) 深津亮他『妄想性同定錯誤症候群とは』老年精神医学雑誌21，2010
15) 呆け老人をかかえる家族の会編『痴呆の人の思い、家族の思い』中央法規，2004
16) 有吉佐和子『恍惚の人』新潮社，1972
17) 青山光二『吾妹子哀し』新潮社，2003
18) 小澤勲『認知症とは何か』岩波新書，岩波書店，2005

第4章
19) 日本神経学会監修『認知症疾患治療ガイドライン2010』医学書院，2010
20) 室伏君士『痴呆老人の理解とケア』金剛出版，1985
21) 日本老年医学会編『健康長寿診療ハンドブック――実地医家のための老年医学のエッセンス』メジカルビュー社，2011
22) 一関開治『記憶が消えていく　アルツハイマー病患者が自ら語る』二見書房，2005

23) クリスティーン・ブライデン著　馬籠久美子他訳『私は私になっていく　痴呆とダンスを』クリエイツ かもがわ, 2004
24) トマス・デバッジオ著　黒川由美訳『アルツハイマーと闘う　言葉と記憶がすべり落ちる前に』原書房, 2003
25) 小澤勲『痴呆を生きるということ』岩波新書, 岩波書店, 2003
26) 高橋幸男『輝くいのちを抱きしめて――小山のおうちの認知症ケア』NHK出版, 2006
27) 荒木進『ビルマ敗戦行記――一兵士の回想』岩波新書, 岩波書店, 1982
28) 佐藤勝彦『宇宙論入門――誕生から未来へ』岩波新書, 岩波書店, 2008
29) 日本老年医学会『高齢者の終末期の医療およびケアに関する日本老年医学会の立場表明』日本老年医学会雑誌49, 2012

第5章

30) 高久史麿他『痴呆に替わる用語に関する検討会報告書』厚生労働省, 2004
31) 大槻文彦『新編大言海』冨山房, 1982
32) 新村出編『広辞苑　第五版』岩波書店, 1998
33) 日本大辞典刊行会編『日本国語大辞典』小学館, 1975
34) 鎌田正他編『漢語林』大修館書店, 1987
35) 芥川龍之介『河童　日本文学全集28』集英社, 1972
36) 酒井シヅ『病が語る日本史』講談社学術文庫, 講談社, 2008
37) 多田富雄『生命の意味論』新潮社, 1997
38) 吉本隆明『老いの超え方』朝日新聞社, 2006
39) 須貝佑一『ぼけの予防』岩波新書, 岩波書店, 2005
40) アルフォンス・デーケン『死とどう向き合うか』NHKライブラリー, NHK出版, 2002
41) 深沢七郎『楢山節考』新潮文庫, 新潮社, 1987
42) 日本尊厳死協会編『新・私が決める尊厳死　不治かつ末期の具体的提案』中日新聞社, 2013
43) 赤瀬川原平『老人力』筑摩書房, 1998
44) 外山滋比古『忘却の整理学』筑摩書房, 2009
45) 高木仁三郎『原発事故はなぜくりかえすのか』岩波新書, 岩波書店, 2000
46) 東京電力福島原子力発電所事故調査委員会『国会事故調　報告書』徳間書店, 2012
47) 千足伸行監修『グランドマア・モーゼスのこころ』文藝春秋, 1987
48) 秋元波留夫『実践　精神医学講義』日本文化科学社, 2002

執筆者略歴

●久場政博（くば・まさひろ）

昭和16年	台湾台北市に生まれ、東京で育つ
昭和41年3月	東北大学医学部卒業。翌年、東北大学精神医学教室入局
昭和45年6月	上山市の上山病院
46年6月より	故荻野恒一先生に師事して、金沢市の十全病院、東京都精神医学総合研究所に在籍し、金沢、奥能登、沖縄八重山群島の社会文化精神医学的研究
51年4月より	秋田県在住 秋田大学精神科教室を経て
57年4月	公立角館総合病院神経精神科勤務 長期在院統合失調症の社会復帰活動
平成12年4月	秋田市の清和病院
14年4月	秋田市の加藤病院に勤務
24年4月	加藤病院非常勤となり現在にいたる

【著書】

フリドゥブルとカンブリ──与那国の狂気観：荻野恒一編「文化と精神病理」（弘文堂）

より身近で多彩な分裂病治療の実践（星和書店）

あきた野の花きらり（秋田文化出版）

要介護認定主治医意見書の精神科的問題点（日本醫事新報）

> メンタルヘルス・ライブラリー ㉟

ボケを活きるとは──精神科医の加齢体験と認知症ケア論

2015年5月25日　初版第1刷発行

著　者●久場政博

表紙画・挿絵●安藤ひろし

制　作●字打屋

発行所●批評社
　　　東京都文京区本郷1-28-36 鳳明ビル102A
　　　Phone. 03-3813-6344　Fax. 03-3813-8990
　　　振替　00180-2-84363
　　　e-mail　book@hihyosya.co.jp
　　　http://hihyosya.co.jp

印刷・製本●モリモト印刷㈱

ISBN978-4-8265-0621-2　C0047

© Kuba Masahiro 2015 Printed in Japan

JPCA 日本出版著作権協会
http://www.jpca.jp.net

本書は日本出版著作権協会(JPCA)が委託管理する著作物です。本書の無断複写などは著作権法上での例外を除き禁じられています。複写(コピー)・複製、その他著作物の利用については事前に日本出版著作権協会(電話03-3812-9424 e-mail:info@jpca.jp.net)の許諾を得てください。